W0356629

Anne Guibert

Tout savoir sur la grossesse

EN 210 QUESTIONS

Tout savoir sur la grossesse

EN 210 QUESTIONS

Sommaire

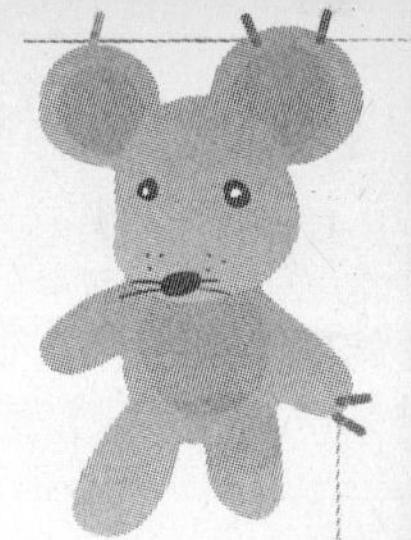

Album Souvenirs

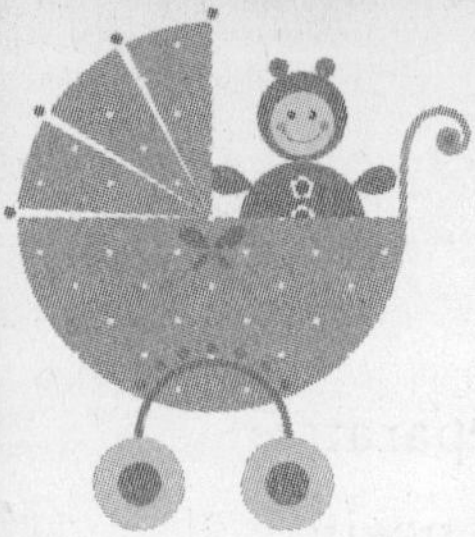

Introduction

La grossesse est une période si naturelle et pourtant si mystérieuse : 9 mois de bonheur, mais aussi 9 mois de questions….

Attendre un enfant, le porter neuf mois dans son ventre, paraît toujours extrêmement simple vu de l'extérieur. Pour les futurs parents et surtout la future maman, c'est pourtant une période de grand bouleversement. Des moments de bonheur, bien sûr, quand, par exemple, on entend pour la première fois les battements de son cœur lors de l'échographie, mais ce sont aussi des moments de doute, de questionnement, de peur pour lesquels on ne trouve pas forcément pertinent de déranger son médecin.
Nous avons rassemblé dans cet ouvrage les principaux sujets de préoccupation des femmes enceintes, de la conception aux premiers jours avec bébé, en passant par les différentes façons d'accoucher. Mois par mois, étape après étape, vous retrouverez les principales questions qui surviennent durant cette période si mystérieuse. Des informations physiologiques comme le développement du fœtus, le fonctionnement des annexes embryonnaires, les mécanismes de l'accouchement,

mais aussi des informations pratiques, comme la préparation à l'accouchement, les soins de beauté de la femme enceinte, les formalités administratives, etc. Vous retrouverez ces sujets traités plus amplement dans la seconde partie de cet ouvrage : le classement thématique vous permettra de trouver rapidement l'information qui vous intéresse, indépendamment de l'avancée de votre grossesse. Chaque chapitre est complété par un encadré qui synthétise le propos ou vous apporte un complément d'information.

Même si le sujet des grossesses à risque et des complications est abordé, cet ouvrage s'intéresse principalement aux grossesses non pathologiques. Dans tous les cas, il ne saurait en aucun cas remplacer un avis médical.

Tout savoir sur la grossesse en 210 questions vous accompagnera, nous le souhaitons, tout au long de cette aventure extraordinaire, pour vous aider à vivre une grossesse heureuse et épanouie et accueillir votre enfant dans les meilleures conditions.

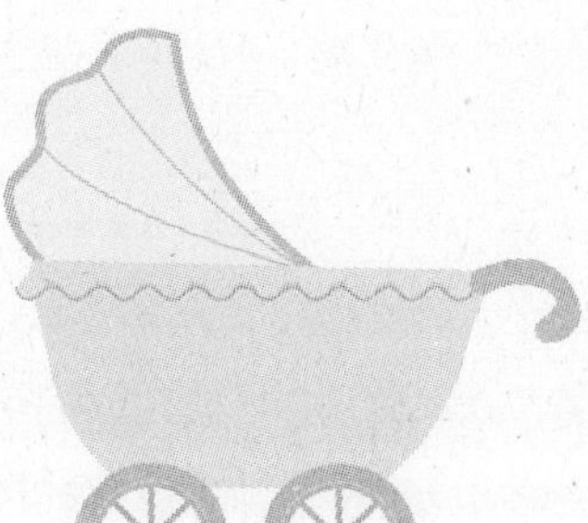

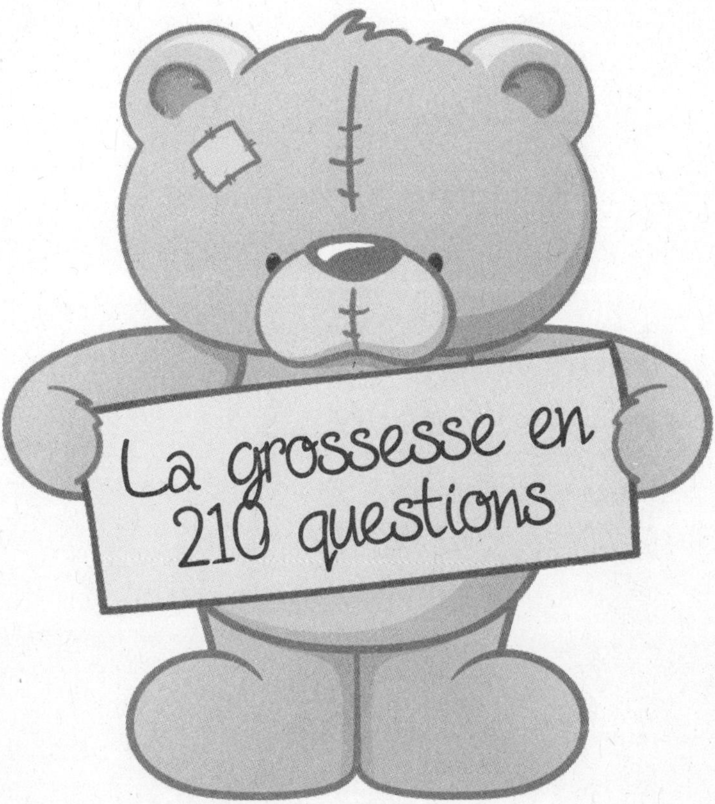
La grossesse en
210 questions

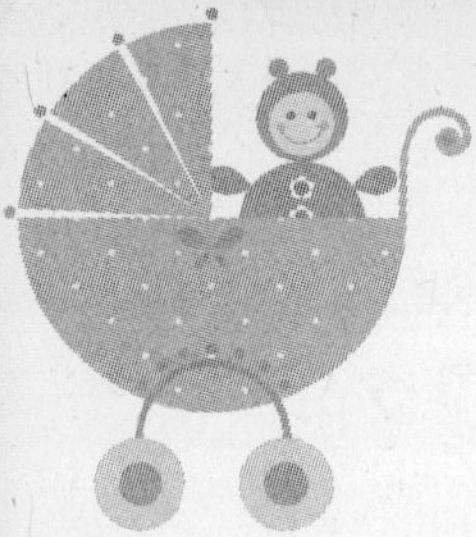

Le début de la grossesse

Mon test de grossesse est positif mais j'ai quand même eu mes règles ce mois-ci. Suis-je vraiment enceinte ?

Les tests de grossesse positifs ne mentent généralement pas ! L'hormone à laquelle ils réagissent ne peut être secrétée naturellement que par le placenta. Ce que vous prenez pour des règles est sans doute ce qu'on appelle des « règles anniversaires », elles sont dues aux modifications hormonales que vous subissez et sont normalement moins longues et moins abondantes. Dans tous les cas, signalez immédiatement tout saignement au médecin qui vous suit, lui seul saura les interpréter et vous rassurer en conséquence.

Quels sont les symptômes de la grossesse ?

Le symptôme le plus évident de la grossesse est l'aménorrhée, l'absence de règles. Essayez de tenir un calendrier, il vous sera alors plus facile de déterminer à partir de quel moment vous devez envisager cette possibilité. Évidemment, si votre cycle est irrégulier, cela va être plus difficile à déterminer. D'autres signes peuvent vous mettre la puce à l'oreille, surtout si vous essayez d'avoir un enfant : légère tension des seins, nausées, envies fréquentes d'uriner, fatigue, irritabilité, émotivité. Le plus simple est bien sûr de faire un test de grossesse pour dissimuler tous vos doutes.

À quels tests de grossesse puis-je me fier ?

Les tests en vente en pharmacie sont tout à fait fiables. Ils réagissent à l'hormone chorionique gonadotrophique, produite uniquement pendant la grossesse. Seuls certains traitements pour la fertilité peuvent induire un faux positif. On conseille de pratiquer ce test dès l'absence constatée de règles. S'il est positif, il n'y a pas de doute à avoir, prenez rapidement rendez-vous avec votre gynécologue ; si en revanche, il est négatif mais que vous pensez être enceinte, recommencez quelques jours plus tard. Un examen gynécologique et une prise de sang vous confirmeront le diagnostic.

Je n'ai aucun symptôme, suis-je vraiment enceinte ?

Si votre test est positif et que votre médecin vous a confirmé la nouvelle, vous n'avez pas de doute à avoir ! Estimez-vous chanceuse de ne pas développer de symptômes, ils sont pour la plupart fort gênants même s'ils contribuent à développer chez la future mère la conscience d'attendre un enfant et l'aident donc à adopter une conduite conséquente. Il sera sans doute plus facile pour vous de préserver le secret jusqu'à ce que vous jugiez bon de l'annoncer, mais d'ici là n'oubliez pas : alimentez-vous correctement, arrêtez de fumer et abstenez-vous de consommer de l'alcool.

Combien de temps va durer ma grossesse ?

Vous croyez que la grossesse dure neif mois ? C'est vrai pour le commun des mortels, mais pour les spécialistes que vous allez côtoyer, elle se compte en semaines d'aménorrhée et débute le premier jour de vos dernières règles, alors même que vous n'êtes pas enceinte. Neuf mois, donc 36 semaines, auxquelles vous ajoutez les 2 semaines qui précèdent la fécondation et deux à trois semaines dues au fait que les mois calendaires ne comportent pas tous 28 jours, 40-41 semaines de grossesse au total. Habituez-vous à cette façon de compter et commencez à noter sur un calendrier les dates de vos règles.

QUAND LE SEXE DE MON ENFANT EST-IL DÉTERMINÉ ?

Vous n'aurez la possibilité de connaître le sexe de votre enfant qu'à l'échographie de morphologie de la semaine 23, mais sachez qu'il est déterminé dès la fécondation de l'œuf. L'ovocyte, porteur du chromosome sexuel X, est fécondé par un spermatozoïde porteur du chromosome sexuel X ou Y. Si c'est le chromosome X, votre enfant sera une fille, si c'est Y, ce sera un garçon. Plus que le père on peut dire que c'est le hasard qui détermine le sexe de l'enfant à venir, puisque sur les millions de spermatozoïdes émis lors d'une éjaculation, la moitié est porteuse du chromosome X.

J'AI 38 ANS, MON MÉDECIN ME PARLE DE GROSSESSE TARDIVE. EST-CE QUE JE COURS DE GROS RISQUES EN ÉTANT ENCEINTE SI « VIEILLE » ?

Vous n'êtes pas si vieille mais les risques sont effectivement plus élevés à partir de cet âge : hypertension, fausses couches, problèmes rénaux. Mais ne vous inquiétez pas outre mesure, vous serez suivie en conséquence. Le fantôme le plus inquiétant reste celui des maladies génétiques, en particulier la trisomie 21 que l'on vous proposera de dépister à partir de la 15e semaine d'aménorrhée. Une bonne hygiène de vie, une alimentation équilibrée et suffisamment de repos mettront toutes les chances de votre côté.

QUELS EXAMENS VA-T-ON ME PRESCRIRE ?

Au cours des 7 consultations prénatales obligatoires, on vous prescrira des prises de sang. Elles servent à rechercher les agglutinines irrégulières, définir le rhésus, connaître la sérologie de l'hépatite B, de la toxoplasmose, de la rubéole et du HIV, et éventuellement à établir les marqueurs sériques s'il y a risque de trisomie 21. L'analyse des urines (glycosurie et protéinurie) a lieu tous les mois. Enfin, 3 échographies vous seront prescrites : la première vers la 12e semaine de grossesse ; la deuxième entre la 20e et la 22e semaine et la troisième entre la 32e et la 34e semaine.

JE VIENS D'APPRENDRE QUE J'ÉTAIS ENCEINTE : DOIS-JE ANNULER LES VACCINS QUE J'AVAIS PRÉVUS ?

Leur danger n'est pas prouvé, mais les indications doivent être pesées pour chaque vaccin en fonction des effets secondaires, du risque d'infection et de ses conséquences. Notez que tous les vaccins à base de virus vivants atténués sont contre-indiqués au cours de la grossesse, en raison du risque théorique que le virus traverse le placenta et infecte le fœtus. Sont concernés les vaccins contre la rougeole, la rubéole, les oreillons, la varicelle, la fièvre jaune, et le vaccin antipoliomyélitique par voie orale. Le BCG est également déconseillé.

COMMENT SE PASSE LA PREMIÈRE VISITE OBLIGATOIRE ET À QUOI SERT-ELLE ?

La première consultation a lieu au cours du premier trimestre, le plus souvent à la fin du troisième mois. Elle est effectuée par votre médecin généraliste ou votre gynécologue qui vous posera de nombreuses questions et vous prescrira les examens obligatoires. Côté administration, c'est lors de cette visite que le médecin remplira la déclaration obligatoire de grossesse qui doit être envoyée à la caisse d'allocations familiales et à la sécurité sociale avant 14 semaines d'aménorrhée. Un certificat de grossesse peut également être établi à destination de votre employeur ou votre mutuelle.

COMMENT CHOISIR SON MÉDECIN ?

Tout dépend de la structure dans laquelle vous désirez accoucher et de votre état de santé. Si votre grossesse ne pose pas de problème, vous pouvez être suivie par une sage-femme, celle de la maternité ou une sage-femme libérale. Si vous préférez vous tourner vers votre gynécologue, il peut également assurer le suivi jusqu'à l'accouchement où il passera le relais à l'équipe de la maternité que vous aurez choisie. Si votre grossesse est pathologique, peut-être voudrez-vous accoucher où votre gynécologue officie. Avant de prendre une telle décision, assurez-vous de la proximité du lieu.

QUELS ANTÉCÉDENTS MÉDICAUX DOIS-JE SIGNALER À LA PREMIÈRE VISITE MÉDICALE ?

Lors de votre première visite médicale de suivi de grossesse, il est indispensable que vous signaliez à votre médecin si vos parents ou ceux de votre compagnon sont diabétiques ou cardiaques. Vous devez également l'informer s'il existe des maladies héréditaires d'origine génétique (hémophilie, myopathie) dans une des familles. Enfin, c'est le moment d'évoquer fausses couches, IVG et grossesses multiples. N'oubliez rien, il en va du bon déroulement de votre grossesse, et gardez à l'esprit que mieux votre médecin vous connaîtra, plus il sera apte à assurer un bon suivi.

TOUS LES EXAMENS SONT-ILS OBLIGATOIRES ?

Les échographies sont facultatives, mais très utiles. Vous pouvez refuser la sérologie du diabète gestationnel, de la rubéole et de l'hépatite B. Le dépistage du sida n'est pas obligatoire, mais si la maladie est détectée, la future maman pourra prendre des médicaments afin d'en éviter la transmission à son enfant. La détection de la trisomie 21 par prise de sang est facultative. L'examen buccodentaire est simplement recommandé. Enfin, si vous vous savez immunisée contre la toxoplasmose, et connaissez déjà votre facteur rhésus, nul besoin de réitérer les examens.

DEVANT QUELS SIGNES DOIS-JE CONSULTER LE MÉDECIN ?

L'automédication est proscrite pendant la grossesse. Sachez donc vous tourner vers votre médecin si vous ressentez de la fièvre, si vous souffrez d'une maladie infectieuse (gastro-entérite, angine, grippe, rhume, éruption), en cas de saignement ou d'écoulement d'origine génital ou si vous êtes gênée par des troubles urinaires (brûlures, fuites, envies fréquentes). Contractions fréquentes ou douloureuses, malaise ou évanouissement doivent vous mener à consulter. De même si vous ne sentez plus bouger votre bébé (ou s'il bouge moins), si vous êtes tombée ou avez reçu un choc, même minime.

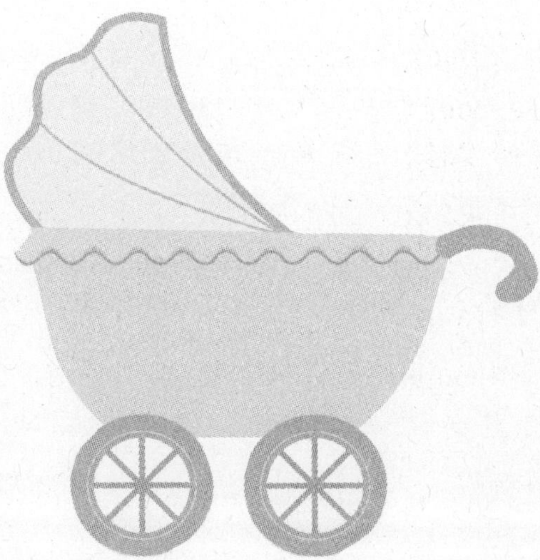

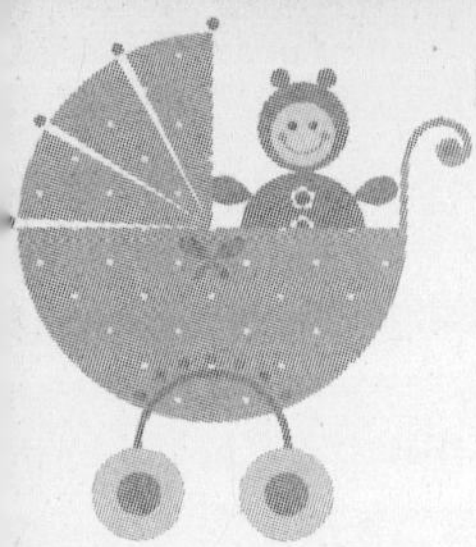

Au 1er trimestre

Je suis enceinte d'un mois et je n'ai plus du tout envie de faire l'amour. Quand le désir revient-il ?

Les fluctuations du désir sont normales et ne doivent pas vous inquiéter. Chez certaines, la libido monte en flèche sous l'effet des changements hormonaux, quand d'autres voient leurs envies s'amenuiser. Votre nouveau statut de futurs parents peut vous déstabiliser et perturber votre vie sexuelle. Lors des premiers mois, la fatigue et les nausées l'emportent : faire l'amour n'est pas votre priorité mais le deuxième trimestre, moins éprouvant, est plus propice aux ébats.

Je suis enceinte d'un mois, je passe du rire aux larmes sans raison, qu'est-ce qui m'arrive ?

Apprendre sa grossesse peut provoquer un vrai choc émotionnel, mais l'affolement des hormones (taux élevés d'œstrogènes et de progestérone) joue un rôle fondamental dans les états d'âme de la femme enceinte. Ils occasionnent une hypersensibilité qui est très souvent à l'origine des larmes, du stress, de la tension musculaire, de la diminution de la concentration, de la fatigue... Il est certain que vous devez vous tenir informée de ces changements, déculpabiliser et préparer votre entourage à ce qui vous arrive.

Je ne me sens pas enceinte, est-ce que ça vient avec le temps ?

Au début d'une grossesse, vous écoutez tous les signes de votre corps ; ceux-ci sont très variables d'une femme à l'autre. Vous avez peut-être la chance de ne ressentir ni nausées ni fatigue particulières, et vos seins n'ont pas encore pris de volume. Il serait pourtant surprenant que vous ne notiez aucune transformation physique au cours des trois premiers mois, notamment à cause de l'utérus qui se développe rapidement. Si vous avez déjà connu une ou plusieurs fausses couches et que vous vous sentez angoissée, consultez un médecin pour vous assurer que tout se déroule normalement.

Mon ami n'a pas eu la réaction que j'attendais, j'ai l'impression qu'il ne se rend pas compte.

Faire un enfant marque une étape décisive dans la vie d'un couple et annonce de grands bouleversements, puisque vous allez devenir parents. Vous avez peut-être rêvé que le futur papa montre plus d'enthousiasme, mais dites-vous que votre partenaire a certainement besoin d'un peu plus de temps que vous pour s'habituer à la nouvelle. Souvent, au moment de l'annonce, la surprise le dispute à un certain désarroi. Même si vous avez souhaité cet enfant, il est absolument normal de s'interroger sur votre avenir et votre rôle de futurs parents.

Parfois, je me demande vraiment si c'était une bonne idée, et si nous nous étions trompés ?

Quand vous apprenez que vous êtes enceinte, beaucoup de certitudes vacillent pour faire place à une vaste remise en cause et il est naturel de s'interroger. Dites-vous que les parents parfaits n'existent pas et que vous avez neuf mois pour réfléchir à tout cela et trouver les solutions qui vous conviennent. N'oubliez pas non plus que les coups de blues sont monnaie courante en début de grossesse, à cause des changements hormonaux que vous vivez.

Je suis enceinte de trois mois : à quoi ressemble mon futur bébé ?

Le squelette se précise, les doigts sont maintenant tous bien formés et séparés les uns des autres, et votre bébé est désormais doté d'empreintes digitales. La majorité des organes fonctionnent et poursuivent leur maturation. Le bébé urine, ce qui contribue à la composition du liquide amniotique. Il mesure 11 cm et pèse 50 g. Pendant la 11e semaine de grossesse, son visage prend véritablement figure humaine. Les yeux se rapprochent, les oreilles sont à leur place définitive, et tous les éléments de la face sont présents : yeux, nez, menton, bouche, lèvres…

QUELS SONT LES RÔLES DU LIQUIDE AMNIOTIQUE ET DU PLACENTA ?

Le liquide amniotique, liquide clair et stérile dans lequel baigne le fœtus durant la grossesse, permet au bébé de bouger facilement dans le ventre de sa mère et le protège des chocs extérieurs et des infections. Il maintient autour de lui une température constante de 37 °C. Quant au placenta, il fonctionne comme une plate-forme d'échange entre la mère et le bébé, sans que jamais leur sang respectif ne communique. C'est là que, grâce au cordon, le fœtus puise les nutriments et l'oxygène véhiculés par le sang maternel. Le placenta agit également comme une barrière protectrice.

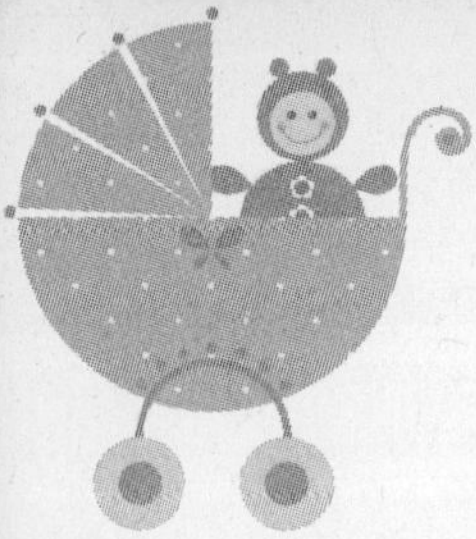

Précautions santé

JE VIENS D'APPRENDRE QUE J'ÉTAIS ENCEINTE : DOIS-JE PRENDRE DES COMPLÉMENTS ALIMENTAIRES ?

Pendant la grossesse, les besoins en vitamines, fer, calcium, iode et magnésium augmentent. Inutile toutefois de vous jeter sur les compléments alimentaires. Si vous êtes en bonne santé et que votre alimentation est suffisante, équilibrée et diversifiée, elle va répondre aussi bien à vos besoins qu'à ceux de l'enfant. Ces compléments sont donc inutiles. Cependant, votre médecin peut au cas par cas vous recommander des compléments en vitamine B9 en début de grossesse ou en vitamine D à partir du 7ᵉ mois.

TOUT LE MONDE A UNE OPINION SUR CE QUE JE DOIS ET NE DOIS PAS MANGER. COMMENT M'Y RETROUVER ?

Les besoins d'une femme enceinte n'augmentent que de 200 calories au 2ᵉ trimestre et de 300 calories au 3ᵉ trimestre. Une ration de 2 200 calories par jour est largement suffisante mais il est important de manger varié et équilibré, pour apporter à votre bébé tout ce dont il a besoin. Rappelez-vous que vous ne devez pas manger pour deux mais manger deux fois mieux ! Faites attention avec la viande et le poisson crus, évitez la charcuterie et les fromages non pasteurisés ; limitez le thé et le café et supprimez l'alcool.

Je viens d'apprendre que j'étais enceinte : dois-je me séparer de mes animaux de compagnie ?

Tout animal domestique à la maison engendre un risque médical puisqu'il peut, en effet, transmettre certaines maladies, appelées des zoonoses, la toxoplasmose étant la plus fréquente d'entre elles. Le chat est le principal vecteur de cette maladie qui, transmise pendant la grossesse, s'avère particulièrement grave puisque le parasite peut se transmettre au fœtus et engendrer différentes malformations. Vous serez à l'abri si vous évitez tout contact avec les excréments du chat : confiez la désinfection du bac à litière à une tierce personne.

Je viens d'apprendre que j'étais enceinte : à quoi dois-je faire attention dès maintenant ?

Vous devez impérativement éviter toute prise médicamenteuse sans avis médical, car au début de la grossesse l'embryon est très réceptif aux substances chimiques. Vous pouvez manger de tout en quantité raisonnable, mais attention aux viandes mal cuites et aux salades mal lavées si vous n'êtes pas immunisée contre la toxoplasmose. Évitez les boissons alcoolisées, et, si vous fumez, songez à réduire votre consommation au minimum. Ne pratiquez pas de sport violent. Enfin, sauf avis contraire de votre médecin, votre vie sexuelle peut rester inchangée.

J'ai l'habitude d'entretenir mon bronzage au soleil et de faire des UV l'hiver. Est-ce que je peux continuer pendant ma grossesse ?

Si vous tenez à un léger bronzage, prenez quelques précautions avant de vous exposer, car sous l'effet des hormones, la peau se fragilise rapidement. Le risque majeur est de voir apparaître le « masque de grossesse », sous forme de taches sur le visage et le cou. Dans tous les cas, pas de séances d'UV en institut ; ne vous exposez pas plus de 15 min d'affilée, et jamais entre midi et 16 h. Au moindre rayon, écran total, couvre-chef et lunettes de soleil s'imposent. Pour tricher sans risque, pensez à l'autobronzant.

Faut-il changer mon hygiène de vie ?

Côté sport, des activités douces et régulières sont préconisées. Les rapports sexuels peuvent être poursuivis sans danger durant la grossesse, sauf contre indication médicale. Vous devez désormais limiter les transports inutiles, les voyages et privilégier le repos. Un temps de sommeil d'au moins 8 h par nuit est conseillé. Toute consommation d'excitants, de tabac et d'alcool doit être interrompue. Pour prévenir la toxoplasmose, il est nécessaire de suivre les précautions alimentaires citées plus haut, de porter des gants pour jardiner et d'éviter tout contact avec les excréments de votre chat.

Je suis végétarienne, dois-je me mettre à la viande pour la santé de mon enfant ?

Selon les nutritionnistes, le régime végétarien n'est pas un danger en soi. Toutefois, pendant la grossesse, vous avez des besoins accrus en minéraux. En l'absence de consommation de viande, pour éviter toute carence en fer responsable d'anomalies dans le développement du fœtus, consommez des œufs, des légumes secs, du persil, de la salade, mais aussi des fruits ou légumes dont la vitamine C favorise l'absorption du fer. Rappelez-vous que le calcium est indispensable à la formation des os du fœtus : vous en trouverez dans les produits laitiers et les oléagineux.

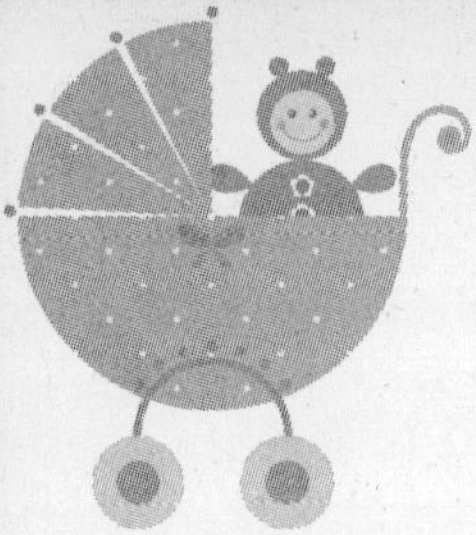

Premières démarches

Je viens d'apprendre que j'étais enceinte : quelles sont les démarches à accomplir dès maintenant ?

Rendez-vous chez votre gynécologue. Il vous prescrira une série d'examens et d'analyses à effectuer. Ensuite, en particulier si vous habitez dans une grande ville, il faudra vous inscrire dans une maternité (dans le cas où c'est la solution que vous envisageriez). En ce qui concerne la sécurité sociale et la CAF, les démarches s'effectueront dès que vous aurez votre certificat de grossesse, en général après la première échographie.

Mon médecin m'a conseillé de boire du lait, je déteste ça. Comment faire ?

Si votre médecin vous a conseillé le lait, c'est pour sa teneur en calcium. Mais, si vous n'aimez pas ça, beaucoup d'autres aliments sont également riches en calcium : les yaourts et les fromages, bien sûr, mais aussi des herbes comme le persil ou le cresson, des légumes, comme les épinards et le fenouil ou encore les poissons comme les sardines à l'huile ou le flétan. On conseille d'en consommer 1 000 mg par jour, en particulier à la fin de la grossesse. Il participe à l'ossification du bébé qui, si vous n'augmentez pas votre consommation, n'hésitera pas à puiser dans vos réserves.

Quand dois-je m'inscrire dans une maternité ?

Le plus vite possible ! Blague à part, l'urgence de la situation va dépendre de votre lieu d'habitation et de celui où vous voulez accoucher. Dans les grandes villes et en particulier à Paris, on conseille de s'inscrire dès la confirmation de la grossesse par le médecin. Plus vous vous y prendrez tôt, plus vous aurez une chance d'avoir une place ou de pouvoir choisir. Pour celles qui veulent accoucher à la maison, plus tôt vous aurez une sage-femme, mieux ce sera : vous aurez ainsi le temps de mettre en place une relation de confiance et de tout préparer pour le grand jour.

Mon médecin me dit que je mange déjà trop, comment ne pas prendre trop de poids ?

Votre médecin a raison de vous avertir : si vous prenez trop de poids, vous serez vraiment épuisée à la fin de votre grossesse.

De plus, une prise de poids rapide va favoriser l'apparition des vergetures et de différents problèmes de santé. Pour votre santé et celle de votre bébé, vous devez manger de façon équilibrée. Ne multipliez pas les doses par deux systématiquement, il faut, comme on le dit souvent, manger deux fois mieux, mais pas deux fois plus.

Je viens d'apprendre que j'étais enceinte : dois-je arrêter mon traitement médical ?

Vous devez en tout cas en parler au plus vite au médecin qui va suivre votre grossesse. Selon la nature de votre traitement, il pourra être amené à l'ajuster, le modifier voire le supprimer carrément pendant une partie la grossesse ou jusqu'à son terme.

Je suis enceinte d'un mois, dois-je arrêter le sport ?

Le sport est bon pour vous, il vous aidera à rester en forme et à garder le moral tout au long de cette période. Il pourra également être un allié de taille pour votre sommeil et pour le traitement de tous les petits maux de cette période. C'est valable évidemment si votre grossesse ne présente aucune pathologie et que votre médecin ne vous le déconseille pas. Attention cependant, certains sports sont à proscrire. Choisissez une activité qui ne cause ni chocs ni vibrations, où l'on ne porte pas de coups et qui ne comporte pas de risques de chute. Exit donc la boxe, le jogging, l'équitation ou encore le roller. La natation est particulièrement appréciée : elle apaise les tensions et permet de se délester de son poids le temps d'un bain.

Faut-il faire appel à une sage-femme ?

Si votre grossesse n'est pas pathologique, vous pouvez vous faire suivre par une sage-femme. C'est son métier d'accompagner la femme enceinte tant du point de vue du suivi médical (échographies, examens…) que de la préparation. Cette solution est idéale si vous ne souhaitez pas multiplier les interlocuteurs. L'accompagnement global à la naissance proposé par les sages-femmes libérales permet d'avoir un seul interlocuteur tout au long de la grossesse, pour l'accouchement et pour les suites de couches. Cette solution réputée plus humaine permet une vraie personnalisation de l'expérience. La sage-femme qui sera à vos côtés vous préparera à un accouchement chez vous ou en plateau technique, c'est-à-dire dans les locaux et avec le matériel de la maternité mais sans intervention du personnel.

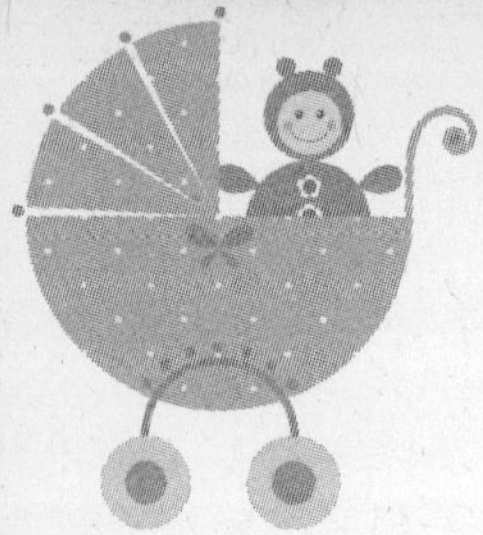

Au 1er mois

JE SUIS ENCEINTE D'UN MOIS, JE ME DEMANDE SOUVENT À QUOI RESSEMBLE MON FUTUR BÉBÉ.

Il change constamment. Il ne ressemble pas encore à un bébé mais cela arrivera sous peu. En un mois déjà, il est passé d'une minuscule cellule à un embryon. À la fin de ce mois, c'est une sorte de cylindre de moins de 4 mm plié en deux endroits, pour la tête et la queue. Il ressemble à une virgule, à un petit haricot. C'est le début de la formation d'organes mais il a déjà une tête avec une bouche, un cœur et un cerveau qui commence à se développer. On distingue déjà les bourgeons des membres.

J'ai déjà pris 3 kg, mais mon entourage semble ne s'apercevoir de rien. Quand donc ma grossesse se verra-t-elle ?

Cela dépend de votre physionomie, de la façon dont vous allez grossir et vous tenir. En règle générale, pour une première grossesse, même si vous prenez du poids très vite, on commencera à deviner la forme caractéristique du ventre vers quatre, voire cinq mois de grossesse. Si ce n'est pas la première, cela se verra plus vite.

Quand et comment dois-je annoncer ma grossesse à mes enfants ? Est-ce qu'ils ne risquent pas d'être jaloux ?

Le plus simplement du monde, en faisant attention d'adapter votre discours à leur âge et leur sensibilité. S'ils sont encore petits, mieux vaut peut-être attendre que le risque de fausse couche soit éloigné pour leur annoncer la bonne nouvelle. Mais tout dépend de l'implication que vous voudrez leur donner dans cette nouvelle aventure. Pour éviter les jalousies, on conseille d'associer les autres enfants au maximum. Certaines familles souhaitent même que les aînés assistent à la naissance des plus petits. Cela n'est évidemment envisageable que dans le cas d'un accouchement à domicile.

QUAND DOIS-JE ANNONCER MA GROSSESSE À MES PROCHES ? NE VONT-ILS PAS ÊTRE VEXÉS SI J'ATTENDS TROIS MOIS ?

Cela dépend du niveau d'intimité que vous voulez donner à ces premières semaines. Voulez-vous garder ce secret, la joie et les peurs conséquentes entre votre seul conjoint et vous ? Ou voulez-vous partager ces premiers moments avec d'autres proches ? À vous de voir ! N'ayez pas peur de heurter les susceptibilités, la seule personne à ménager pour l'instant, c'est vous.

QUAND DOIS-JE ANNONCER MA GROSSESSE À MON EMPLOYEUR ? Y A-T-IL UNE DATE À RESPECTER ?

Pour bénéficier des droits et des aménagements auxquels vous donne droit votre état, il faut prévenir votre employeur. Cette déclaration n'a rien d'obligatoire ni de formel, vous pouvez la faire par lettre ou même de vive voix si vous êtes en bons termes avec votre employeur. Pour mettre en place votre congé et donc votre éventuel remplacement, il vous faudra présenter un certificat de grossesse qui mentionne la date prévue de votre accouchement. C'est pourquoi les femmes attendent en général d'être en possession de ce certificat pour l'annoncer. Si votre profession présente des risques, n'hésitez pas à en faire part plus tôt.

J'AI ENVIE DE LE DIRE À TOUT LE MONDE ! JE DOIS ATTENDRE, N'EST-CE PAS ?

Ce n'est pas une obligation mais le risque de fausse couche est une réalité qu'il ne faut pas négliger. Tant qu'il ne s'est pas éloigné, on conseille toujours de garder le secret et, pour commencer, de ne dévoiler la nouvelle qu'aux personnes à qui vous confieriez une fausse couche. Vous serez sans doute plus à votre aise après la première échographie.

COMMENT FAIRE POUR GARDER LE SECRET ? J'AI L'IMPRESSION QUE CELA SE VOIT QUOI QUE JE FASSE !

C'est évident pour vous pour qui c'est un si grand bouleversement mais cela passe probablement inaperçu aux yeux de votre entourage. Rassurez-vous, vous n'êtes pas obligée de manigancer ! Vous n'allez pas changer radicalement d'existence du jour au lendemain. Les précautions alimentaires, l'arrêt du tabac et la fatigue peuvent parfaitement passer inaperçus pour qui ne s'intéresse pas au sujet. Pour ceux qui auront deviné, ils auront sans doute la délicatesse d'attendre que vous leur annonciez officiellement avant de vous en parler.

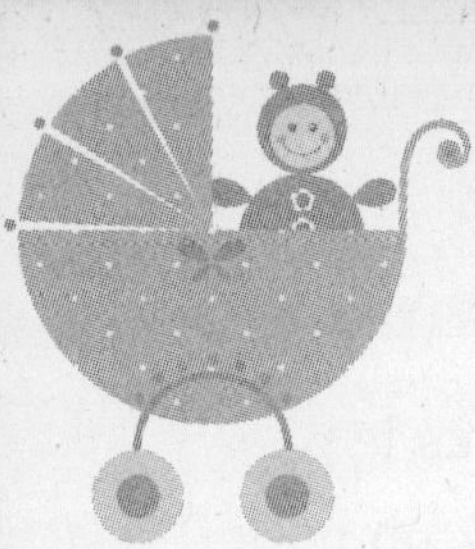

Au 2e mois

JE SUIS ENCEINTE DE DEUX MOIS ET JE SUIS DÉJÀ EXTÉNUÉE.

C'est tout à fait normal d'être fatiguée : il faut que votre corps encaisse tous les changements hormonaux en œuvre. De fait, vous êtes tout le temps fatiguée et avez sans arrêt envie de dormir. Ne luttez pas, il n'y a rien à faire ! Dormez dès que vous en avez l'occasion, c'est la seule chose à faire. Si l'endroit où vous travaillez possède une infirmerie, profitez-en pour aller y effectuer de courtes siestes, pendant votre pause déjeuner, par exemple. Ne vous inquiétez pas, vous devriez vous sentir plus en forme au deuxième trimestre. Le troisième trimestre verra sans doute réapparaître la fatigue mais d'ici là votre entourage en aura compris la raison.

JE SUIS ENCEINTE DE DEUX MOIS, JE N'ARRÊTE PAS DE VOMIR. COMMENT CALMER CES VOMISSEMENTS ?

Les nausées, accompagnées ou non de vomissements, sont un symptôme fréquent du premier trimestre. Quelques petits trucs devraient vous aider à les soulager. Le matin, levez-vous le plus doucement possible et, si c'est envisageable, grignotez un petit quelque chose avant de poser le pied par terre. Tenez-vous éloignée des odeurs de cuisine trop fortes et fuyez tout ce qui pourrait vous dégoûter. Fractionnez vos repas. Essayez les goûts acides ou acidulés : citron, cornichons, limonade, etc. Si les vomissements sont tels que vous avez du mal à vous nourrir, n'hésitez cependant pas à consulter votre médecin, il pourra envisager une solution médicamenteuse.

Je suis enceinte de deux mois et je n'arrête pas d'uriner, que faire ?

C'est également l'un des désagréments caractéristiques de la grossesse. La cause en revient à la pression de votre utérus sur votre vessie. Vous feriez mieux de vous y habituer, cela ne va pas cesser de sitôt. Surtout, ne diminuez pas votre consommation d'eau. Pendant les mois qui vont venir, vous avez plus que jamais besoin de vous hydrater, consommez au moins 1,5 litre d'eau par jour. Quelques précautions s'imposent pour gérer ce désagrément : sécurisez le chemin entre votre lit et les toilettes pour éviter les accidents nocturnes ; repérez les toilettes des endroits que vous fréquentez et des chemins que vous avez l'habitude d'emprunter de façon à ne pas vous laisser prendre de cours. Dans peu de temps, les gens seront plus compréhensifs envers vous.

Je suis enceinte de deux mois et je me retrouve souvent en train de saliver. Est-ce normal ?

L'hypersalivation est un symptôme courant souvent lié aux nausées caractéristiques de la grossesse. Il n'y a malheureusement pas grand-chose à faire toutefois. Essayez les quelques trucs que nous vous avons donnés pour calmer les nausées. Les choses devraient rentrer dans l'ordre dans les mois qui viennent. Surtout, ne diminuez pas votre consommation d'eau, ce n'est pas parce que vous salivez que vous avez de l'eau à revendre !

Je suis enceinte de deux mois, je suis constipée, je sais que c'est normal mais quand dois-je m'inquiéter ?

Les hormones et la pression de votre utérus sur vos intestins contribuent à ralentir le travail de ceux-ci. Des modifications de vos habitudes, notamment alimentaires, devraient arranger les choses. Pensez à adopter une alimentation riche en fibres (céréales complètes, fruits et légumes avec leur peau et notamment pruneaux), buvez suffisamment et tout au long de la journée, essayez d'avoir une activité sportive, même minime. Surtout ne recourez pas à l'automédication. Si le phénomène s'éternise et devient douloureux, consultez votre médecin sans attendre. Lui seul pourra vous prescrire le traitement qu'il vous faut.

Je suis enceinte de deux mois, je suis constamment ballonnée, que faire ?

Ce symptôme peut être minimisé. Essayez de ne pas ingérer d'air : en ne mangeant pas trop vite d'une part, mais aussi en apprenant à vous détendre. Modifiez votre régime en privilégiant les fibres et en évitant les aliments qui ont tendance à fermenter : chou, oignons et haricots. Vous pouvez également essayer de faire de plus petits repas, que vous mangerez en prenant votre temps.

Je suis enceinte de deux mois et j'ai la diarrhée, je ne devrais pas être constipée plutôt ?

La constipation n'est pas une fatalité chez la femme enceinte, même si c'est un symptôme courant. Le fait d'être enceinte ne vous épargnera pas la diarrhée si votre régime s'y prête. Ne vous inquiétez pas, veillez seulement à bien vous hydrater pour compenser les pertes en eau. Cependant, si la diarrhée persiste malgré une modification de régime (carottes à l'eau, riz), consultez votre médecin.

En quoi consiste une échographie ? Est-ce dangereux ? Est-ce douloureux ?

C'est un examen qui repose sur l'utilisation des ultrasons. La sonde envoie des ultrasons qui se heurtent à des obstacles qui renvoient l'ultrason à la sonde qui transmet alors une image. Cet examen utilisé pour contrôler le développement du fœtus peut être pratiqué de manière interne (échographie endovaginale) ou externe (sur le ventre) ; dans ce dernier cas, on vous demandera probablement de boire abondamment pour remplir votre vessie. C'est sans danger et totalement indolore.

Que voit-on à la première échographie ?

La première échographie est pratiquée en général la 12e semaine d'aménorrhée. Elle remplit différentes fonctions. Elle permet tout d'abord de dater la grossesse et donc de poser une date d'accouchement théorique (la DPA). C'est aussi l'occasion pour le praticien de s'assurer de la bonne santé et du développement du fœtus grâce à différentes mesures. Ce que l'on voit concrètement à l'écran, c'est déjà un bébé. Ses traits ne sont pas encore formés mais vous pouvez déjà reconnaître sa tête, ses membres, que vous verrez bouger s'il est éveillé, son cœur (un point qui clignote) et le placenta qui le nourrira pendant les mois suivants.

J'ai peur de faire une fausse couche. Comment cela arrive-t-il ?

Cela fait partie des peurs légitimes et récurrentes de la femme enceinte. Sachez en premier lieu qu'une fausse couche n'arrive jamais par hasard. Si votre corps rejette le nouvel embryon, c'est en général qu'il n'est pas viable, c'est donc une bonne chose. Le phénomène est beaucoup plus courant qu'on ne le croit pour la raison que beaucoup de fausses couches sont à ce point précoces qu'on les prend pour un retard de règles. Si cela devait vous arriver, gardez bien en tête que cela ne condamne en rien vos chances d'être à nouveau enceinte et de mener une grossesse ultérieure à terme.

Je suis enceinte d'un mois (ou deux), quels sont les symptômes qui doivent m'inquiéter ?

Une femme dont c'est la première grossesse aura tendance à s'inquiéter au moindre symptôme. Consultez si les nausées et les vomissements sont tels que vous n'arrivez plus à vous alimenter, vous souffrez de violents maux de ventre, vous observez des pertes de sang, vous avez de la fièvre sans raisons apparentes, vous éprouvez des démangeaisons sur tout le corps, vous souffrez d'une infection urinaire, vous avez des œdèmes au cou, au visage ou aux poignets, votre ouïe et votre vue sont troublées.

J'ai peur de faire une grossesse extra-utérine. Comment cela arrive-t-il ?

Dans un cas de GEU, l'œuf se développe en dehors de la cavité utérine. En général, l'œuf est stoppé dans sa progression dans une des trompes et commence à s'y développer. Au bout de moins d'un mois, si le problème n'a pas été diagnostiqué, la trompe se rompt, entraînant une hémorragie interne des plus sérieuses. De fortes douleurs abdominales dans les premières semaines de grossesse ne doivent pas être prises à la légère, le gynécologue averti procédera à une échographie pour s'assurer de la bonne implantation de l'œuf. Si c'est effectivement une GEU, et selon l'état de la trompe, il faudra faire résorber l'œuf par injection de médicaments ou procéder à l'ablation de la trompe si elle est trop endommagée. Si vous avez déjà passé la première échographie, le risque est donc écarté.

J'ai les seins très douloureux, que puis-je faire ?

Lors d'une grossesse, les seins prennent très rapidement du volume et sont souvent douloureux. Une seule chose à faire : les épargner en attendant que la douleur se calme, c'est-à-dire adapter la taille de vos soutien-gorge à ce nouveau volume, ne pas courir ni sauter et éviter les contacts. La douleur devrait se calmer d'ici la fin du trimestre, en attendant, armez-vous de patience.

J'ai entendu dire qu'il fallait que je garde mon soutien-gorge pour dormir. C'est vrai ?

Si l'on conseille parfois de garder son soutien-gorge la nuit, c'est principalement pour préserver la tonicité de la peau des seins et atténuer l'impression de poids parfois difficile à supporter. Porter un soutien-gorge en coton doux est parfois préconisé lorsque la douleur est forte, notamment lors des mouvements de la nuit. Mais cette pratique peut également causer des problèmes, notamment d'irritation ou de circulation. À vous de voir ! La grossesse est un état qui demande beaucoup à votre corps, sachez le préserver et vous avec !

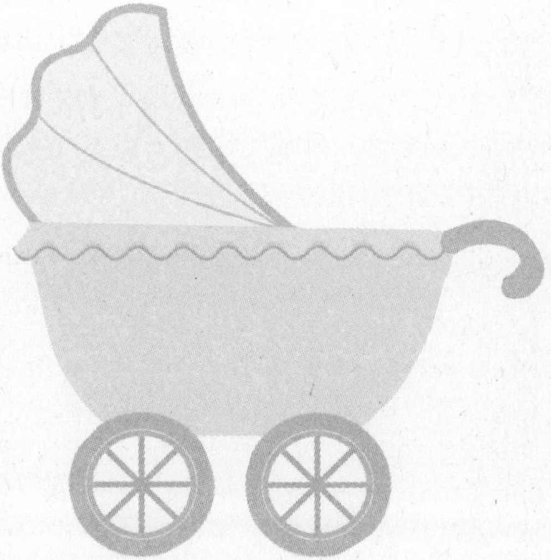

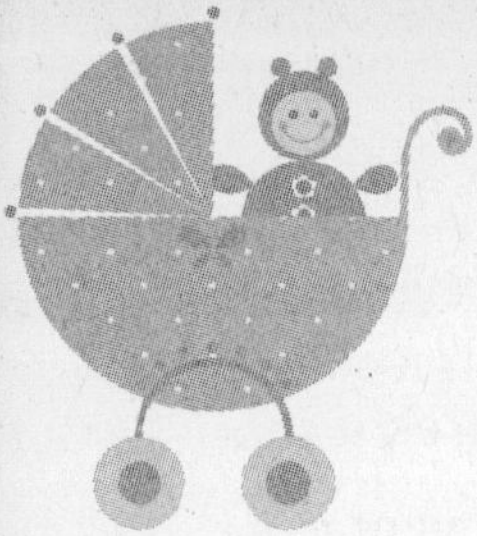

Au 3e mois

JE SUIS ENCEINTE DE TROIS MOIS, J'AI DES PERTES VAGINALES IMPORTANTES ET INQUIÉTANTES, QUE FAIRE ?

Signalez toute perte anormale à votre gynécologue : lui seul pourra en déterminer la cause exacte, vous rassurer et traiter une éventuelle infection. Sachez néanmoins qu'il est tout à fait habituel d'avoir des pertes blanches pendant la grossesse et qu'en général, elles deviennent plus abondantes à mesure que vous approchez du terme. C'est certes gênant mais sans aucune gravité, rassurez-vous. Attention toutefois, vous pouvez porter une serviette hygiénique mais en aucun cas un tampon.

JE SUIS ENCEINTE DE TROIS MOIS, QUE DOIS-JE FAIRE SI J'OBSERVE DES SAIGNEMENTS ?

Tout saignement doit être signalé à votre médecin. Sans examen, on ne peut dire avec certitude si ces saignements sont bénins. Il peut s'agir de ce qu'on appelle des « règles anniversaires » par exemple. Mais il peut également s'agir d'un problème devant être traité avec sérieux comme une grossesse extra-utérine ou un décollement placentaire.

JE SUIS ENCEINTE DE TROIS MOIS, DES LIGNES BLEUES ET ROUGES SONT APPARUES SUR MON CORPS, CE SONT DES VARICES ?

Si ces lignes ne sont pas gonflées, ce ne sont pas (encore) des varices. Il doit s'agir de varicosités, de petites veines éclatées. Dans tous les cas, c'est le signe d'une insuffisance veineuse, phénomène on ne peut plus fréquent pendant la grossesse. En prévention, vous pouvez dormir les pieds plus hauts que le reste de votre corps, éviter les stations debout ou assises prolongées, surveiller votre prise de poids et maintenir une activité physique. Marcher au moins 30 minutes par jour vous fera le plus grand bien.

JE SUIS ENCEINTE DE TROIS MOIS ET J'AI DES BOUTONS SUR LA FIGURE. C'EST DE L'ACNÉ ?

Ce n'est pas impossible ! En effet, ce problème dermatologique peut également toucher les femmes enceintes. Les boutons peuvent apparaître à n'importe quel moment de la grossesse et disparaître de la même façon. Les traitements de choc qu'on prescrit aux adolescents vous seront interdits, ils peuvent en effet causer de graves malformations. Pour améliorer la situation, adoptez un régime spécifique, veillez à bien vous hydrater avec des soins qui ne dessèchent pas la peau. Votre médecin pourra également être amené à vous prescrire des compléments alimentaires comme du zinc ou de la vitamine B6.

JE SUIS ENCEINTE DE TROIS MOIS ET JE SOUFFRE DE BEAUCOUP DE TROUBLES DIGESTIFS.

Les troubles de la digestion sont courants pendant la grossesse. Ils sont sans gravité mais peuvent néanmoins devenir une source d'inconfort importante pour la femme enceinte. Les plus courants, sont les brûlures d'estomac, la constipation et les nausées accompagnées ou non de vomissements. Une hygiène alimentaire spécifique pourra efficacement soulager ces bobos. Il n'y a pas de raison de vous inquiéter, sauf si ces troubles vous empêchent de vous alimenter. Dans ce cas, il faudra impérativement consulter votre médecin.

JE SUIS ENCEINTE DE TROIS MOIS, JE SUIS DE PLUS EN PLUS ESSOUFFLÉE ET J'AI DES MALAISES. À QUOI EST-CE DÛ ?

Le manque de souffle auquel vous faites allusion est très fréquent pendant la grossesse et en particulier au deuxième trimestre. Il peut être provoqué par les hormones qui stimulent la respiration.

La fréquence des inspirations et des expirations est augmentée et gagne en intensité pour mieux assimiler l'oxygène. Les étourdissements et les malaises peuvent avoir différentes causes : hypoglycémie, hypotension, carence en magnésium ou encore en fer. Reposez-vous et faites attention à votre alimentation. N'hésitez pas à consulter.

Je suis enceinte de trois mois et j'oublie tout ! C'est normal ?

Oui, c'est tout à fait courant. Au début de la grossesse, les bouleversements hormonaux sont nombreux et ont des conséquences très différentes d'une future maman à l'autre. À cette période, il n'est pas rare que les femmes se plaignent d'un déficit d'attention, d'oublis fréquents ou encore d'une difficulté accrue à se concentrer. Il faut ajouter à cela la fatigue et le fait que la naissance à venir représente une préoccupation constante qui peut envahir vos pensées au point de rendre le reste (momentanément) moins intéressant. Dès le deuxième trimestre, rassurez-vous, cette distraction se dissipe.

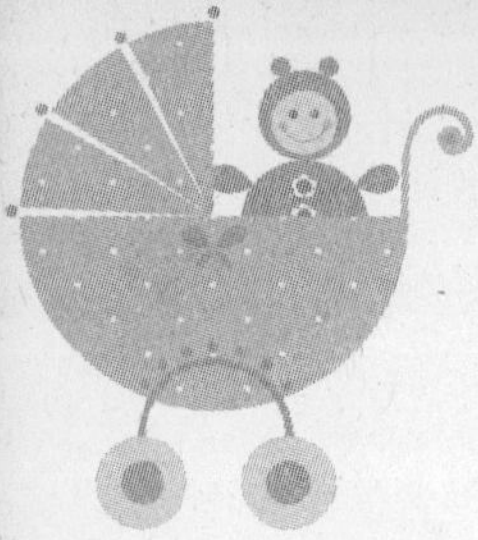

Au 4e mois

ENCEINTE DE QUATRE MOIS, JE SUIS DEPUIS PEU RÉVEILLÉE PAR DES CRAMPES AUX MOLLETS ? QUE PUIS-JE FAIRE ?

Les crampes sont en général dues à des carences en vitamine B et, bien que très douloureuses, elles sont généralement sans danger la plupart du temps. Pour les prévenir et les atténuer, pensez à bien vous hydrater, buvez au moins 1,5 l d'eau par jour, et marchez le plus possible. Des étirements avant de vous coucher et aux moments où les crampes surviennent peuvent vous soulager efficacement. Parlez-en à votre médecin, il déterminera la cause de ces désagréments et vous prescrira si nécessaire des compléments alimentaires. Dans tous les cas, reposez-vous et n'en faites pas trop.

Plus j'avance dans ma grossesse et plus la sensation de jambes lourdes augmente. Que puis-je faire ?

Ce phénomène est causé par une mauvaise circulation du sang. Essayez dès que vous le pouvez de mettre vos jambes en hauteur, en particulier la nuit, marchez au moins 30 minutes par jour. Des jets d'eau froide des chevilles à l'aine devraient également vous soulager. Consultez votre médecin pour prévenir toute complication.

Mes chevilles et mes pieds sont très enflés. Dois-je prévenir mon médecin ?

Consultez votre médecin, il vous confirmera probablement qu'il s'agit d'œdèmes. Ils sont eux aussi provoqués par une mauvaise circulation du sang. Ne diminuez surtout pas votre consommation d'eau, marchez le plus possible, au moins 30 minutes par jour, mettez vos pieds en hauteur, faites des bains ou des douches de pieds d'eau froide. Vous pouvez aussi essayer de porter des bas de contention si la température vous le permet.

Les vergetures sont-elles inévitables ?

Peu de femmes échappent malheureusement à la malédiction des vergetures. Vous pouvez néanmoins mettre toutes les chances de votre côté pour éviter que le phénomène ne prenne trop d'importance. Surveillez votre alimentation pour ne pas grossir trop d'un coup, buvez suffisamment et massez-vous quotidiennement avec une crème hydratante. Insistez sur le ventre, les fesses, les cuisses, les hanches et les seins. Pas la peine d'investir dans un soin onéreux, une bonne crème ou huile hydratante aura autant d'effet. Après votre accouchement, vous pourrez consulter un dermatologue qui pourra atténuer leur aspect.

Mes gencives saignent, c'est grave ?

En tout cas, c'est extrêmement courant. Pendant la grossesse vos gencives sont plus fragiles et ont tendance à saigner dès que vous les brossez. Consultez votre dentiste, en lui précisant bien votre état, pour prévenir toute carie ou infection. Conservez une hygiène dentaire irréprochable : lavez-vous les dents et la langue après chaque repas, évitez les sucreries et veillez à avoir une alimentation suffisamment riche en vitamine C et en calcium.

Je n'ai jamais eu aucun problème particulier mais on m'a conseillé de consulter un dentiste. Pourquoi ?

Nos grands-mères disaient que chaque enfant coûtait une dent à sa mère. Ce n'est bien sûr plus d'actualité. Une hygiène rigoureuse et une visite de routine chez le dentiste vous éviteront bien des désagréments. En effet, pendant la grossesse, les gencives sont sensibilisées et donc susceptibles d'accueillir et de développer des infections diverses qui peuvent non seulement vous être préjudiciables mais également nuire à l'enfant que vous portez. Un détartrage éliminera la plaque dentaire ce qui réduira les risques de caries. Signalez toujours que vous êtes enceinte, certains produits et notamment les anesthésies et certains examens sont à exclure dans votre état, particulièrement en tout début et fin de grossesse.

On dit qu'au 4e mois, les symptômes les plus désagréables disparaissent. Ce n'est pas mon cas, qu'est-ce qu'il se passe ?

Il faut effectivement en général trois mois aux femmes pour s'habituer à ce grand chamboulement hormonal. Pour certaines cela met un peu plus longtemps, il ne faut pas s'inquiéter, il est très rare d'être malade toute sa grossesse. Les nausées devraient cesser sous peu. Si elles persistent, fractionnez vos repas : mangez en petite quantité mais plus souvent. Évitez les graisses et les mets odorants. Ne vous allongez pas immédiatement après avoir mangé afin d'éviter les reflux gastriques. Enfin, si les nausées persistent, demandez conseil à votre gynécologue, un traitement homéopathique pourrait vous soulager.

On dit qu'au 4ᵉ mois, les risques de fausse couche sont éliminés. C'est vrai ?

La fausse couche est un phénomène fréquent et souvent inexpliqué qui touche 15 à 20 % des femmes. S'il n'est pas totalement éliminé au 4ᵉ mois, il diminue considérablement. Après deux mois et demi de grossesse, on parle de fausse couche tardive et les causes sont plutôt mécaniques (par exemple le col de l'utérus qui reste ouvert). Enfin, l'âge, la consommation de tabac et les examens de dépistage « invasifs » comme l'amniocentèse augmentent aussi légèrement le risque. Pour vivre une grossesse épanouissante, il est important, même si c'est difficile, d'oublier un peu ce risque.

On dit qu'au 4ᵉ mois le désir revient. Ce n'est pas mon cas. C'est normal ?

Le désir est une notion complexe qui fait appel à de nombreux facteurs (hormonaux, sentimentaux, etc.). La peur de blesser le fœtus lors des rapports est souvent évoquée par les couples. Rassurez-vous, il est parfaitement protégé dans le liquide amniotique. Le deuxième trimestre étant celui de la plénitude, on constate souvent qu'avec la disparition des symptômes désagréables, le désir revient à grands pas. Le désir n'est pas tout, il faudra également compter avec la fatigue. N'oubliez pas qu'un dialogue au sein du couple vous aidera à conserver une relation harmonieuse.

QUAND SUIS-JE SENSÉE SENTIR MON BÉBÉ BOUGER ?

C'est au 4e mois que le bébé commence à s'agiter et que vous le percevez. La sensation s'apparente à celle d'un gargouillement intestinal ou de « bulles dans le ventre ». Ce n'est pas évident à identifier les premières fois, mais vous apprendrez vite à faire la différence ! Lors d'une première grossesse, vous sentirez bébé bouger assez tardivement alors que pour les grossesses suivantes, vous le sentirez plus tôt (parfois à cinq mois et demi). L'idéal pour sentir votre bébé bouger est de vous allonger au calme après le repas, de vous détendre et d'attendre quelques minutes.

QUE SE PASSE-T-IL À LA VISITE DU 4e MOIS ?

C'est la deuxième visite médicale obligatoire. Votre gynécologue vous propose une série d'examens afin de détecter une éventuelle anomalie du fœtus : prise de sang, mesure de la hauteur utérine et observation du col de l'utérus. Le médecin peut vous prescrire des examens spécifiques notamment si vous n'êtes pas immunisée contre la toxoplasmose et la rubéole. La recherche du diabète est obligatoire. La deuxième échographie qui intervient en fin de 4e mois est nécessaire pour vérifier les organes du fœtus. C'est lors de cet examen, si vous le souhaitez, que vous pourrez connaître le sexe du bébé !

QUELLES SONT LES DÉMARCHES À EFFECTUER AU 4e MOIS ?

Si vous n'êtes pas encore inscrite à la maternité, n'attendez plus ! Selon votre état, vous choisirez entre les trois types de maternités possibles. Il est également temps de penser à la façon dont vous allez faire garder votre enfant si vous travaillez tous les deux. Dans les grandes villes, il est parfois difficile d'obtenir une place en crèche, mieux vaut s'y prendre tôt pour pouvoir envisager, le cas échéant, une solution de repli.

JE LIS QU'À CE STADE, LE FŒTUS DOIT AVOIR UNE CERTAINE TAILLE, COMMENT PEUT-ON LA MESURER ?

Pendant votre grossesse, la personne qui vous suit estimera la taille du fœtus d'après la hauteur utérine. Cette hauteur est la distance entre la partie supérieure du pubis et le fond de l'utérus. À douze semaines d'aménorrhée, elle est d'environ 4 cm, à dix-huit semaines d'aménorrhée, 16 cm. Les différentes échographies donneront une mesure plus précise.

LE DIAGNOSTIC ANTÉNATAL : POUR QUI, POURQUOI ?

Grâce à divers procédés comme l'échographie ou l'amniocentèse, il permet de dépister in utero certaines anomalies du fœtus. Ces examens sont pratiqués soit parce que l'un des futurs parents est lui-même porteur d'une anomalie chromosomique transmissible, soit parce que la grossesse se déroule mal, soit enfin parce que l'âge de la mère accroît le risque d'anomalie chez l'enfant comme la trisomie 21. Le diagnostic anténatal permet en outre la détection de certaines maladies du métabolisme, rares pour la plupart.

Je suis enceinte de quatre mois : quels sports puis-je encore pratiquer sans danger ?

C'est vous qui voyez ! Si votre état n'est pas pathologique et que vous excluez les activités qui causent chocs ou vibrations, où l'on ne porte pas de coups et qui ne comportent pas de risques de chute, vous pouvez faire tout ce que vous voulez. Si vous en avez la force et l'envie, la pratique d'une activité sportive ne pourra être que positive. Elle réduit les petits maux de la grossesse, apaise les différentes tensions et améliore la qualité du sommeil. La marche, le yoga et la natation sont les sports les plus prisés.

J'ai souvent peur de blesser le fœtus en faisant l'amour... Est-ce que c'est possible ?

Rassurez-vous, c'est tout à fait impossible car il est bien à l'abri dans la cavité amniotique. Il peut arriver cependant, si vous êtes encore loin du terme que votre médecin vous demande d'éviter la pénétration ou l'orgasme en cas de saignements, de fragilité du col de l'utérus, de fissure dans la poche des eaux, de contractions, si votre placenta est implanté trop bas ou si vous avez déjà fait des fausses couches.

AVANT-HIER, MON BÉBÉ BOUGEAIT, AUJOURD'HUI JE NE SENS PLUS RIEN. DOIS-JE APPELER LE MÉDECIN ?

Si cela vous inquiète, n'hésitez pas à appeler votre médecin, il procédera s'il est nécessaire aux examens qui s'imposent. Sachez néanmoins qu'il est tout à fait normal que vous ne sentiez pas votre bébé bouger tout le temps, surtout au quatrième mois où vous commencez tout juste à identifier ces sensations nouvelles. Votre bébé est peut-être tout simplement endormi ou trop calme pour que vous puissiez sentir quelque chose. Il existe dans le commerce des appareils pour écouter le rythme cardiaque et l'activité du bébé (doppler fœtal) ; si vous êtes d'un naturel stressé, ce n'est peut-être pas la solution, vous passeriez votre temps à vous inquiéter.

JE DÉJEUNE TOUS LES MIDIS AU RESTAURANT, À QUOI DOIS-JE FAIRE ATTENTION ?

Comme à la maison, veillez à avoir une alimentation saine et équilibrée. Respectez les restrictions si vous en avez et faites attention à ne pas trop manger. Demandez toujours des viandes « bien cuites ». Évitez les plats trop épicés, trop gras et trop sucrés. L'alcool est évidemment proscrit. Enfin, si vous ne « sentez » pas un plat, qu'il ne vous paraît pas frais ou qu'il vous dégoûte, ne vous forcez surtout pas. Limitez les sodas et souvenez-vous que la caféine n'est pas filtrée.

Mon futur bébé a-t-il déjà des sensations ?

Son goût et son odorat se développent. Il goûte le liquide amniotique qui se modifie selon ce que vous mangez et buvez. C'est par le toucher que vous allez pouvoir commencer à communiquer avec votre bébé. Vous commencez à le sentir bouger et, si vous imprimez un mouvement dans le liquide amniotique par une pression, il est fort probable qu'il répondra à votre sollicitation. Il est extrêmement actif : il bouge bras et jambes, suce son pouce, tourne les yeux et peut même froncer les sourcils.

À quoi ressemble mon futur bébé à ce stade ?

Votre bébé commence à s'affiner. Sa tête est de moins en moins disproportionnée et son corps continue à se redresser doucement. Les jambes ont maintenant rattrapé les bras dans leur croissance. Sa peau est encore transparente, elle est recouverte d'un fin duvet appelé lanugo qui tombera à la naissance. Ses oreilles vont prendre leur place définitive et ses yeux continuent à se rapprocher.

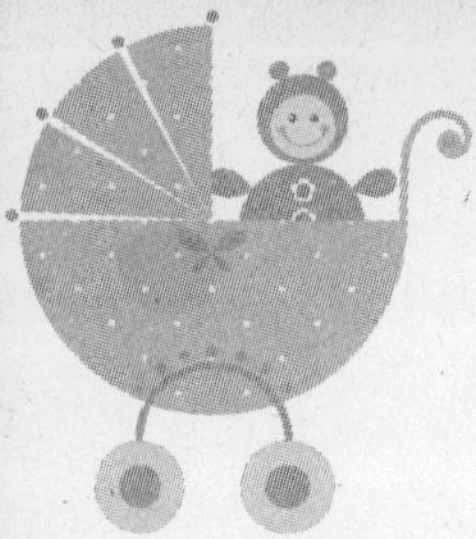

Au 5e mois

LES GENS ME TOUCHENT LE VENTRE SANS ME DEMANDER, JE FAIS QUOI ?

Le ventre d'une femme enceinte fascine et pour beaucoup de personnes il n'y a rien de plus naturel que de toucher. C'est déconcertant et cela peut parfois devenir gênant. C'est votre corps, après tout ! Quitte à être rude, n'ayez pas peur de poser tout de suite des limites, il sera toujours temps d'accorder des autorisations ponctuelles par la suite. Pour calmer les personnes trop tactiles, certaines femmes n'hésitent pas à rappeler qu'il s'agit de *leur* utérus !

TOUT LE MONDE SEMBLE CONCERNÉ PAR MA GROSSESSE, COMMENT NE PAS ÊTRE DÉSOBLIGEANTE ?

Eh oui, c'est inévitable ! Dès que la nouvelle sera connue ou votre situation visible, vous ne pourrez échapper aux réflexions de votre entourage : de vos proches à votre collègue de bureau en passant par la caissière ou une inconnue rencontrée dans le bus… Attendez-vous à être félicitée mais aussi à recevoir des conseils d'inconnues sur ce que vous devez manger ou pire, à entendre des récits détaillés d'accouchements catastrophiques. Essayez de rester zen et si vous ne voulez pas écouter, dites-le. Dans le meilleur des cas, vos interlocuteurs comprendront, dans le pire ils mettront cela sur le compte d'une saute d'humeur et vous serez tranquille.

Je suis enceinte de cinq mois, puis-je encore faire l'amour ?

Si votre grossesse se passe bien, il n'y a aucune raison pour vous empêcher de faire l'amour. À condition bien sûr que vous en ayez envie tout les deux. La fatigue, les maux de dos et la difficulté à se mouvoir ne sont pas les plus puissants aphrodisiaques. Pour votre confort, évitez les positions où vous êtes sur le dos à partir du 4e mois. Si vous ressentez la moindre douleur, n'insistez pas.

Mon mari a déjà pris 4 kg… c'est lui qui attend un enfant ?

Il s'agit sans doute de la « couvade », un phénomène qui touche 20 % des futurs papas. C'est une sorte de grossesse psychosomatique : le conjoint développe les symptômes typiques de la grossesse et prend du poids, soufre de nausées et de maux de dos... Cela traduit une très forte implication dans l'aventure que vous vivez. A priori, ce n'est pas très grave et les symptômes cessent normalement au moment de l'accouchement (le vôtre !). En attendant, réjouissez-vous, vous n'êtes pas seule à souffrir et vous pourrez entamer un régime à deux dans quelques mois.

Mon compagnon et moi ne souhaitons pas connaître le sexe de l'enfant avant la naissance, comment préserver le secret ?

Cela risque d'être difficile, mais c'est jouable. Il faut surtout veiller à ce que chaque médecin soit bien au courant de votre décision. N'ayez pas peur de le dire et de le répéter à tous ceux que vous rencontrez. En effet, le sexe de votre enfant sera visible à partir l'échographie de morphologie. Dès lors, il sera connu de l'équipe médicale et probablement inscrit dans votre dossier. Soyez indulgents, les gaffes arrivent facilement dans ce genre de contexte.

À la fin du 5e mois, à quoi ressemble mon futur bébé ?

Comme vous pourrez le constater à l'échographie de morphologie, il ressemble déjà presque à un bébé même si ses proportions ne sont pas encore tout à fait harmonieuses. Il peut mesurer jusqu'à

23 cm. Ses doigts et ses orteils sont formés, ses ongles et cheveux poussent et ses pupilles, bien qu'invisibles, ont déjà une couleur. Si c'est un petit garçon, son pénis est visible. Sa peau est recouverte par une sorte de crème blanche protectrice.

À LA FIN DU 5e MOIS, QUE PEUT-IL SENTIR ?

À ce moment, votre enfant a tous les sens. Grâce à ses papilles gustatives, il peut apprécier les goûts salés, sucrés amers et acides. Il peut entendre, comme quand vous avez la tête sous l'eau, les bruits qui l'environnent tels que la voix de ses parents et la musique. Il peut également sentir. Des expériences ont montré que, malgré ses yeux fermés, il pouvait réagir à la lumière – vous pouvez tenter l'expérience avec une lampe de poche. Enfin, vous avez sûrement déjà établi un contact tactile avec lui par des caresses sur votre ventre qui impriment un mouvement dans le liquide amniotique dans lequel il est plongé.

À QUOI SERT LA DEUXIÈME ÉCHOGRAPHIE ?

Les échographies servent à étudier le développement du fœtus, du placenta et du cordon ombilical, à surveiller le bon déroulement de la grossesse et à dépister une éventuelle anomalie. La deuxième, également appelée échographie de morphologie, est plus longue. Le praticien va notamment observer attentivement et mesurer les membres et les organes du bébé à venir. C'est également lors de cet examen que vous aurez l'occasion de savoir le sexe de votre enfant.

On a observé une béance du col à l'échographie, le médecin prévoit un cerclage. De quoi s'agit-il ?

Il s'agit d'une technique chirurgicale destinée à maintenir le col fermé dans le cas d'une béance constatée généralement lors de la visite du 4e mois. Il sert à éviter une fausse couche tardive ou un accouchement prématuré. L'intervention, sous anesthésie générale ou péridurale, a lieu entre la 12e et la 24e semaine d'aménorrhée. Elle consiste à placer un fil de nylon ou une bandelette autour du col. Cela dure une vingtaine de minutes au maximum. On enlève généralement le cerclage vers 37 semaines d'aménorrhée, avant les premières contractions.

Quels examens dois-je subir ce mois-ci ?

Vous commencez sans doute à être habituée aux visites mensuelles chez votre gynécologue (ou chez la personne qui vous suit). Sachez qu'à moins d'une quelconque pathologie ou d'une inquiétude spécifique, l'examen peut rester superficiel. Il s'agit juste de s'assurer que vous êtes en bonne santé. Vous n'échapperez pas non plus à la visite au laboratoire pour les analyses d'urine (glycosurie, protéinurie). C'est ce mois-ci que vous subirez la deuxième échographie, examen qui vous permettra sans doute de connaître le sexe de votre enfant. Si vous souhaitez garder la surprise, n'oubliez pas de prévenir le praticien avant l'examen.

Je suis enceinte de cinq mois et un liquide sort de mes mamelons, qu'est-ce que c'est ?

C'est sans doute du colostrum, le premier lait produit par la jeune mère : votre corps se prépare à l'allaitement. Le colostrum est plutôt visqueux et sa couleur se rapproche du jaune. Très nourrissant, il contient aussi les anticorps nécessaires à l'environnement dans lequel va évoluer le bébé. Ses vertus laxatives permettent également à l'enfant de stimuler son système digestif et d'éliminer le méconium de son tube digestif. En deux ou trois jours, le colostrum est progressivement remplacé par le lait maternel.

Je suis enceinte de cinq mois. Est-il dangereux de prendre l'avion ? Et le train ?

Si votre grossesse n'est pas pathologique, vous pouvez prendre l'avion jusqu'à sept mois. Quelques précautions pour que votre voyage se passe au mieux : prenez de préférence une place côté couloir pour avoir la possibilité de vous lever aussi souvent que vous le souhaiterez : vous aurez sans doute envie d'aller aux toilettes et vous aurez besoin de vous dégourdir les jambes. Si vous avez tendance à souffrir de problèmes veineux et de jambes lourdes, prévoyez des bas de contention. N'oubliez pas de bien vous hydrater en buvant de l'eau suffisamment. Vous pouvez prendre le train sans problème également.

Je suis enceinte de cinq mois, conduire est-il dangereux ?

Tout dépend de votre état. Si vous ne souffrez d'aucune sorte de malaise et que votre ventre ne vous dérange pas trop, vous pouvez tout à fait conduire. Ne vous lancez pas dans de gros trajets cependant, la position assise prolongée n'est pas recommandée pour la circulation des jambes déjà éprouvée par l'imbibition gravidique (c'est-à-dire le fait que le corps de la femme totalement imprégné d'hormones).

J'ai remarqué l'apparition d'une excroissance de peau molle sous l'un de mes bras. Dois-je consulter un dermatologue ?

Il s'agit sûrement d'un acrochordon, une petite excroissance bénigne de peau molle qui apparaît et se multiplie en général dans les zones de frottement, au niveau des aisselles, en dessous des seins ou dans le cou. C'est un problème indolore mais inesthétique assez fréquent chez les femmes enceintes à partir du deuxième trimestre. S'il ne régresse pas naturellement après l'accouchement ou si le phénomène devient trop gênant, consultez un dermatologue qui pourra l'éliminer par un simple geste chirurgical.

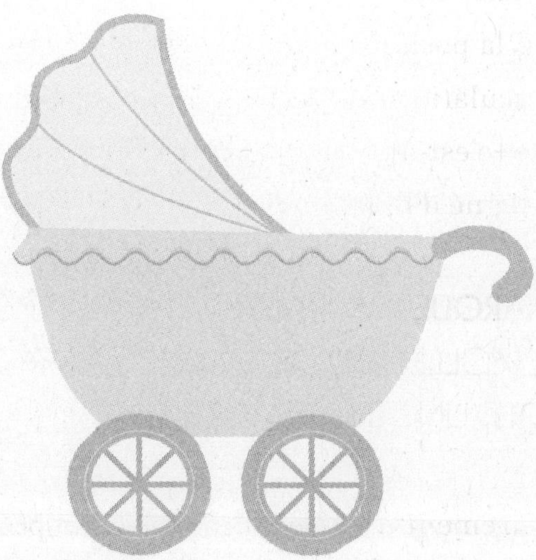

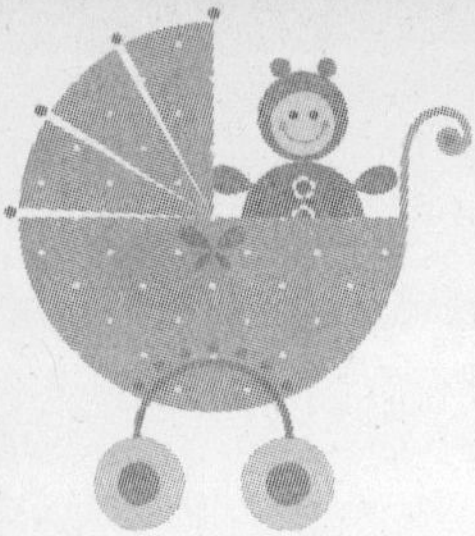

Au 6e mois

La grossesse peut-elle provoquer des troubles de la vue ?

Quelle que soit la qualité de votre acuité visuelle à l'origine, l'imprégnation hormonale pendant la grossesse a tendance à modifier le rayon de courbure de la cornée et à altérer la qualité de son hydratation. Les lentilles de contact risquent donc d'être difficiles à supporter et vous pouvez constater une légère baisse de l'acuité visuelle. Notez également que la myopie a tendance à s'aggraver pendant la grossesse : si vous le constatez, n'hésitez pas à consulter un ophtalmologue. Fort heureusement, ces petits désagréments sont généralement transitoires et loin d'être graves.

Je suis enceinte de six mois et j'ai l'impression de passer mon temps à uriner…

L'afflux sanguin provoqué par la grossesse, le basculement et la taille de l'utérus, le relâchement musculaire et l'assouplissement des ligaments sont autant de causes à l'envie fréquente d'uriner. C'est un phénomène normal, ne buvez pas moins d'eau. Cependant, si ces envies se font trop rapprochées et si la miction entraîne des sensations de brûlure, vous avez sans doute affaire à une infection urinaire, auquel cas il vous faut consulter un médecin. À titre préventif, buvez au moins 1,5 l d'eau par jour.

J'ai remarqué une ligne noire sur la médiane de mon abdomen, qu'est-ce que c'est ?

À la fin de votre grossesse, vous pouvez voir apparaître une ligne qui part de votre pubis et remonte jusqu'à votre nombril, plus foncée que votre carnation, en particulier chez les femmes aux cheveux noirs et à la peau mate : on l'appelle linea nigra. En effet, les œstrogènes sécrétés en grande quantité par le corps au cours de la grossesse stimulent les cellules de la peau qui produisent plus de pigments responsables du brunissement. Ce changement dermatologique ne doit pas vous inquiéter : cette ligne disparaîtra peu de temps après l'accouchement.

On m'a conseillé le yoga pour atténuer les douleurs, ça marche ?

Circulation du sang stimulée, assouplissement des articulations : le yoga facilite le drainage lymphatique et estompe les méfaits de la grossesse sur votre corps. Mieux, la pratique du yoga améliore votre posture en tonifiant vos muscles, et diminue ainsi vos douleurs lombaires. Enfin, les techniques de respiration et de maîtrise de la douleur que vous enseigne le yoga vous préparent parfaitement à l'accouchement. Les contractions utérines se font moins douloureuses, et vous prenez conscience du rôle de votre périnée et de votre bassin, ce qui facilite le travail le jour J.

Je suis enceinte de six mois et je souffre depuis peu de démangeaisons. Comment les soulager ?

La dermatose polymorphe gravidique se manifeste sous la forme d'éruptions cutanées, occasionnant des démangeaisons très inconfortables pour la future maman. Ces lésions apparaissent le plus souvent sur le ventre, les bras et les jambes, les paumes des mains et les plantes de pieds. Hydratez votre peau et au besoin, demandez à votre médecin de vous prescrire un traitement. Après la naissance, les démangeaisons cessent en quelques jours. L'enfant est absolument indemne et cette dermatose maternelle n'est pas associée à des malformations fœtales.

J'ai des poussées d'acné, comment y remédier ?

Si certaines traversent leur grossesse avec un teint de pêche, d'autres ont droit à de soudaines poussées d'acné. De la même façon, l'eczéma ou le psoriasis peuvent s'étendre ou disparaître. Cette acné résulte d'une hypersécrétion et d'une rétention du sébum sous l'influence des hormones. Malheureusement, les traitements les plus efficaces ne peuvent pas être administrés aux femmes enceintes. Reste le zinc que votre médecin peut vous prescrire. Pour limiter les dégâts, observez une hygiène parfaite et évitez le soleil. Tout rentrera dans l'ordre dans quelques semaines.

EST-CE QUE JE PEUX ME FAIRE MASSER SANS DANGER PENDANT MA GROSSESSE ?

Quand vous attendez un bébé, votre corps est extrêmement sollicité. Le besoin d'être touché, massé devient un besoin fondamental. Le massage est vivement conseillé pour soulager les zones douloureuses : dos, lombaires, jambes. Il libère aussi un flot d'endorphines, ces fameuses substances anxiolytiques, anti-douleur et anti-stress. À l'unisson, les spécialistes s'accordent à dire que les massages aident la future maman à aborder son accouchement dans le calme. Veillez cependant à choisir un spécialiste expérimenté qui utilise une huile neutre pour éviter les allergies.

QUE SE PASSE-T-IL À LA 4e VISITE ?

Vous devez être habituée à ces visites mensuelles à présent. Celle-ci ne sera guère différente des autres. Lors de la 4e visite, le gynécologue qui vous suit vous fera vous peser, prendra votre tension et procédera à un examen gynécologique pour s'assurer que tout est en ordre. Il mesurera votre ventre, prendra les mesures de la hauteur utérine et écoutera le rythme cardiaque du bébé. Il répondra bien sûr à toutes vos questions et s'efforcera de vous rassurer et de soulager les désagréments auxquels vous faites face le cas échéant. Vous ne repartirez évidemment pas sans votre prescription pour des analyses d'urine et de sang si vous n'êtes pas immunisée contre la toxoplasmose. Des analyses complémentaires selon votre état pourront s'ajouter à celles-là.

JE SUIS ENCEINTE DE SIX MOIS, JE SOUFFRE D'INSOMNIES. COMMENT RETROUVER LE SOMMEIL ?

À ce point de votre grossesse, vous devez bien sentir les acrobaties de votre bébé qui n'a malheureusement pas le même rythme que vous. Cela, ajouté à la difficulté de trouver une position confortable et les angoisses bien naturelles de la grossesse vous empêchent sans doute de trouver le sommeil. Quelques trucs devraient vous aider à retrouver des nuits plus sereines : dînez léger, prenez un bain relaxant, buvez suffisamment et faites un peu d'exercice pendant la journée. Vous pouvez également boire un verre de lait ou une tisane avant de vous mettre au lit. Les somnifères sont évidemment proscrits. Prenez votre mal en patience, vous avez maintenant fait le plus gros du chemin !

QUELLE EST LA MEILLEURE POSITION POUR DORMIR ?

A priori, c'est celle dans laquelle vous arriverez à trouver le sommeil ! Si ce n'est pas déjà fait, vous renoncerez rapidement à dormir sur le ventre. Quant à dormir sur le dos, ce n'est pas conseillé, votre utérus venant littéralement écraser vos organes et les deux veines principales de votre circulation sanguine. On conseille souvent de dormir sur le côté gauche ce qui optimise les échanges avec le placenta et l'efficacité des reins. Un gros traversin ou un coussin d'allaitement pourront vous aider à vous caler dans une position satisfaisante.

JE SUIS ENCEINTE DE SIX MOIS, ET JE ME RETROUVE SOUVENT AU TRAVAIL LA MAIN COMPLÈTEMENT ENGOURDIE SUR LA SOURIS. À QUOI EST-CE DÛ ?

C'est probablement le syndrome du canal carpien : c'est une pathologie de la main liée à la compression du nerf médian situé au niveau du poignet dans le canal carpien. Elle est due chez la femme enceinte à la congestion des tissus. Vous souffrez alors de fourmillements, de « décharges électriques » et d'engourdissement dans les doigts. Le phénomène peut devenir assez handicapant s'il n'est pas traité (maintien de la main en position horizontale, compléments alimentaires) mais les choses rentrent en général dans l'ordre après l'accouchement.

Je suis enceinte de six mois, j'ai l'impression d'avoir mal aux reins. Que puis-je faire pour soulager ces douleurs ?

Le poids et le volume de votre ventre vous ont probablement fait changer votre posture. Pour vous soulager, essayer de la modifier et évitez de rester debout trop longtemps. Surveillez votre prise de poids, ne portez pas de charge lourde et investissez dans un bon siège pour les stations assises prolongées. Un peu de gymnastique et les manipulations d'un ostéopathe peuvent également vous faire du bien.

Je suis enceinte de six mois et je souffre d'hémorroïdes. Comment les soulager ?

Les hémorroïdes sont les varices de la muqueuse de l'anus. Leur apparition est favorisée chez la femme enceinte par la pression de l'utérus sur la zone pelvienne, l'augmentation du volume sanguin et le relâchement du tissu musculaire des veines. Le phénomène est assez douloureux et vous observerez peut-être des saignements. Consommez régulièrement des fibres pour éviter d'être constipée, gardez une activité physique, dormez sur le côté gauche avec les pieds surélevés, ayez une hygiène irréprochable. Si la situation ne s'améliore pas, consultez votre médecin, lui seul pourra vous prescrire un remède.

Les nausées sont passées mais je souffre depuis quelques jours de terribles brûlures d'estomac et de remontées acides. Que puis-je faire ?

Les problèmes de digestion sont hélas très courants : la faute au hormones qui ralentissent le transit, mais aussi à votre utérus qui grossit et appuie sur l'estomac. Il n'y a pas de solution miracle : les pansements gastriques sont efficaces mais vérifiez bien qu'ils sont compatibles avec votre état, au besoin consultez votre médecin. Par ailleurs vous pouvez alléger vos repas : mangez en plus petites quantités quitte à ajouter un repas.

Je ne rentre plus dans mes vêtements et les vêtements de grossesse sont encore un peu grands, comment faire pour m'habiller ?

Vous pouvez commencer par investir dans des vêtements normaux un peu plus grands que votre taille habituelle. Ces vêtements de transition vous seront bien utiles aussi après avoir accouché, lorsque vous n'aurez pas encore repris votre taille. Privilégiez les vêtements amples qui ne compriment pas : les robes sacs, les leggings… Il existe aussi des accessoires pour adapter vos vêtements : des ceintures qui viennent combler l'espace entre votre haut et votre pantalon, des systèmes qui viennent se fixer sur vos pantalons et jupes de sorte que vous pouvez les porter ouverts.

LES VÊTEMENTS DE GROSSESSE SONT VRAIMENT HORS DE PRIX, COMMENT FONT LES AUTRES ?

Il y a un moment où vous ne pourrez échapper à l'achat de vêtements de grossesse et là, attention à l'addition ! Rassurez-vous, vous n'avez pas besoin de vous racheter une garde-robe complète, après tout vous n'allez pas rester enceinte toute l'année ! Investissez dans quelques basiques pour tenir ces quelques mois et pour le reste faites confiance aux collègues et copines. Pour le coup, vous pouvez aussi vous intéresser aux vêtements d'occasion : comme ils n'ont pas été portés longtemps, ils sont en général en très bon état. Enfin, sachez que les grandes enseignes de prêt-à-porter sont de plus en plus nombreuses à proposer une ligne future maman.

J'AI TOUJOURS EU DES PROBLÈMES VEINEUX. COMMENT FAIRE POUR ÉVITER LES VARICES ?

Si vous êtes déjà sujette à ce genre de problèmes, il va falloir être particulièrement vigilante. L'apparition des varices est favorisée dans votre situation par la pression de l'utérus sur la zone pelvienne, l'augmentation du volume sanguin et le relâchement du tissu musculaire des veines. Elles sont en général localisées sur les jambes mais aussi le rectum ou la vulve. Cela peut être inesthétique et douloureux. Pour les prévenir ou les soulager, veillez à garder une alimentation équilibrée, pratiquez une activité physique régulière, dormez les pieds surélevés et de préférence sur le côté gauche.

J'AI DES CONTRACTIONS À LA SEMAINE 22, N'EST-CE PAS UN PEU TÔT ?

En vérité, vous avez des contractions depuis le début de votre grossesse, c'est de cette façon que l'utérus change de taille et de forme. Certaines femmes les ressentent et les identifient assez tôt tandis que d'autres n'en prendront conscience qu'au 8e ou au 9e mois. Normalement, à ce stade de votre grossesse, elles ne devraient pas être douloureuses tout au plus légèrement désagréables. Si ce n'est pas le cas ou si elles sont trop fréquentes, n'hésitez pas à consulter votre gynécologue.

À QUOI RESSEMBLE MON BÉBÉ À LA FIN DU 2e TRIMESTRE ?

À un bébé ! Même si ce n'est pas encore le poupon que vous avez en tête, il s'en rapproche de plus en plus chaque jour. Il fait en moyenne 36 cm, sa peau est de moins en moins fripée et ses traits continuent de s'affiner. Ses cheveux continuent de pousser. Sa peau est encore rouge et recouverte de lanugo, un léger duvet qui disparaîtra à la naissance. Le vernix caseosa, la substance graisseuse qui le protège, continue de s'épaissir.

Je sens mon bébé bouger, mais je me demande bien ce qu'il fait de ses journées...

Il fait des acrobaties : il rebondit contre les parois de l'utérus comme un astronaute. Il est à présent capable de nombreux mouvements : sucer son pouce, pédaler, lever les bras, saisir son cordon ombilical ou tourner la tête. Il dort également beaucoup, environ 20 heures par jour. Vous avez sans doute constaté que ses heures de sommeil ne coïncidaient pas avec les vôtres et que peut-être ses mouvements vous réveillent la nuit ! Il grandit et écoute les bruits environnants en attendant de vous rencontrer.

Mon travail me fatigue énormément. Est-ce que mon statut me donne droit à des avantages ?

Le Code du travail et les conventions collectives garantissent aux femmes enceintes un certain nombre de droits et d'avantages qui leur permettent de continuer à travailler dans de bonnes conditions. Renseignez-vous auprès du service compétent de votre entreprise qui vous expliquera ces modalités : horaires aménagés (pour aller faire vos visites et examens), changement de poste (si le vôtre est trop éprouvant)... Si ces mesures sont insuffisantes, consultez votre médecin. S'il juge votre état inquiétant et la poursuite de votre travail incompatible avec celui-ci, il pourra être amené à vous arrêter de manière prématurée. La durée du congé pathologique ne peut excéder quatorze jours et il doit être pris avant les six semaines légales du congé maternité.

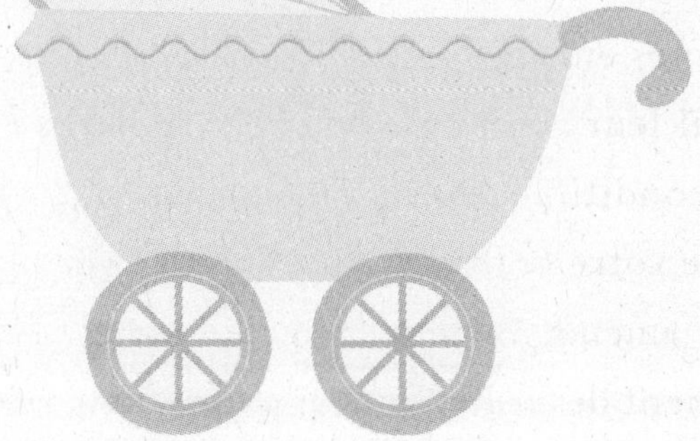

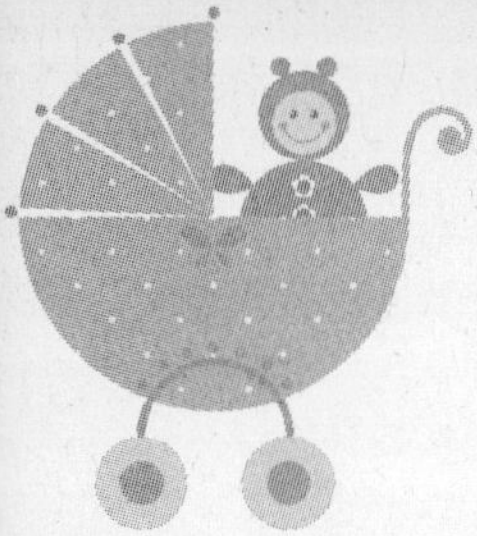

Les préparations à l'accouchement

J'AVAIS ENTENDU PARLER DE LA RÉÉDUCATION DU PÉRINÉE, MAIS ON ME DIT QU'IL FAUT AUSSI LE MUSCLER AVANT L'ACCOUCHEMENT. POURQUOI ?

Lors de l'accouchement, l'ensemble des muscles et des ligaments du périnée va être soumis à rude épreuve. Il est impératif d'en prendre conscience assez tôt et de le préparer en conséquence. Des exercices adaptés peuvent vous être recommandés par votre gynécologue ou un kynésithérapeute. Ces exercices lui feront gagner en tonicité et en souplesse : cela diminue les risques de déchirure ou d'épisiotomie, d'incontinence et, par la suite, évitera les éventuels problèmes physiologiques dus aux descentes d'organe. Cela vous permettra également de récupérer plus facilement une vie sexuelle épanouie. Commencez par effectuer des exercices de contraction réguliers.

Combien de temps à l'avance faut-il se préparer à l'accouchement ?

Les sages-femmes conseillent de commencer le 7e mois pour avoir le temps (et l'énergie) de suivre les cours. Attention, il faudra probablement vous inscrire à la fin du premier trimestre. Après, c'est à vous de voir : peut-être voulez-vous en suivre plus que les huit séances prévues ? Cela dépend aussi du type de préparation que vous souhaitez : les cours d'haptonomie, de sophrologie et de yoga prénatal, par exemple, peuvent être envisagés dès le deuxième trimestre et c'est sans doute préférable si vous n'êtes pas familiarisée avec ces disciplines.

Pourquoi faut-il se préparer à l'accouchement ?

Vous vous dites probablement que c'est la chose la plus naturelle du monde, une des plus vieilles choses au monde… certes, mais vous conviendrez que ça n'arrive pas tous les jours. C'est douloureux et éprouvant. Il vaut mieux savoir à quoi vous attendre : préparer votre corps et votre esprit pour cet événement vous évitera de ne pas paniquer le moment venu. Vous apprendrez exactement ce qu'il se passe dans votre corps et comment gérer au mieux la douleur et la poussée. Même si vous n'optez pas pour les cours dispensés à la maternité, préparez-vous, vous pouvez même choisir de ne participer qu'à une séance.

EN QUOI CONSISTE LA PRÉPARATION TRADITIONNELLE À L'ACCOUCHEMENT ?

Les préparations qu'on propose traditionnellement à la maternité comportent deux parties : une partie théorique où l'on vous expliquera tout sur votre grossesse, votre accouchement et ses suites. Ce sera l'occasion pour vous et votre conjoint (s'il a choisi de vous accompagner lors de ces préparations) de poser toutes les questions qui vous préoccupent et d'échanger avec d'autres futurs parents. La deuxième partie consiste en un entraînement physique : de la gymnastique qui vous aidera à mieux gérer votre poids et votre posture, des exercices spécifiques qui vous serviront au moment de l'accouchement et une séance de relaxation.

TOUTES LES PRÉPARATIONS À L'ACCOUCHEMENT SONT-ELLES REMBOURSÉES ?

L'assurance maladie prend en charge à 100 % huit séances de préparation à la naissance, d'au moins 45 minutes chacune. Pour les cours dispensés à la maternité, c'est sûr. Si vous choisissez une autre forme de préparation, il faudra bien vous renseigner avant, car l'addition monte vite. A priori, si votre cours et conventionné et qu'il est assuré par une sage-femme, il n'y a pas d'inquiétude à avoir. Voyez avec votre mutuelle dans le cas où vous envisageriez une plus longue préparation.

Je suis très angoissée par cette naissance. Est-ce que la sophrologie pourra m'aider ?

Oui, elle est particulièrement indiquée dans votre cas. Les séances de préparation à la naissance vont vous permettre de vous relaxer tout au long de la grossesse et d'aborder l'accouchement de façon plus sereine. Pendant cette préparation, vous allez apprendre à comprendre votre corps et à visualiser ce qui se passe en vous. Lors de l'accouchement, vous pourrez ainsi « accompagner » pleinement la venue au monde de votre enfant, avec et même sans anesthésie.

La préparation aquatique à la naissance, est-ce que c'est juste destiné aux femmes qui vont accoucher dans l'eau ?

Non, elle s'adresse à toutes les femmes qui ne présentent aucune contre-indication à cette pratique. Elle est en général encadrée par une sage-femme et un maître-nageur et se compose de gymnastique faisant travailler tout le corps, en particulier les muscles sollicités pendant l'accouchement, et de relaxation. C'est en général très satisfaisant pour la femme enceinte qui se voit libérée de son poids et donc de ses tensions. Attention, toutes ne sont pas forcément remboursées par la sécurité sociale. Renseignez-vous et complétez au besoin par des séances traditionnelles.

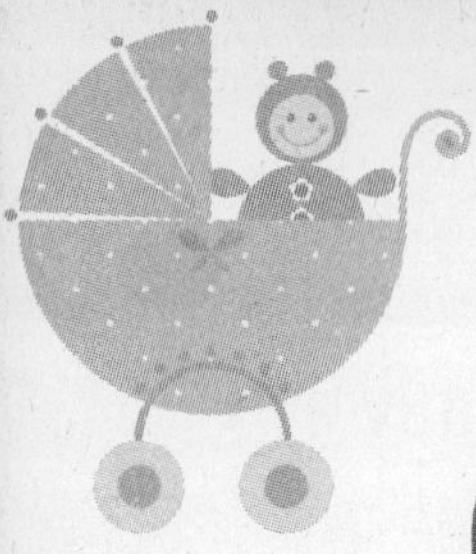

Prendre soin de soi

En quoi consiste l'haptonomie ?

Cette discipline, qui est une préparation à la naissance à part entière, se définit comme la « science de l'affectivité ». Le principe : créer un lien affectif entre les parents et l'enfant grâce au toucher haptonomique alors qu'il baigne encore dans le milieu utérin. Le père et la mère installent ainsi une vraie communication avec le bébé qui répond peu à peu à leurs sollicitations. L'accouchement est alors vécu bien plus comme un accompagnement à la naissance que comme une expulsion subie. Les cours peuvent commencer dès le 4e mois de grossesse. Essayez avant de vous engager, tous les futurs parents ne sont pas convaincus par la méthode. Bien sûr, vous n'avez pas besoin de cours d'haptonomie pour entamer le dialogue avec votre enfant. Contactez le Centre international de recherche et développement de l'haptonomie (www.haptonomie.org) pour obtenir la liste des sages-femmes le pratiquant.

En quoi consistent les cours de chant prénatal ?

Le chant prénatal vise à accompagner la grossesse jusqu'à l'accouchement mais ce n'est pas une préparation à la naissance. Ces vocalises permettent tout d'abord de mieux vivre la grossesse par une prise de conscience et un contrôle accru du corps, des organes musculaires et respiratoires. Le travail sur le diaphragme est également important. Cette préparation physique pourra être utile au moment de l'accouchement. Le chant prénatal vise aussi à entamer le dialogue avec le bébé à naître : les chants qui l'ont bercé pendant sa vie utérine le rassureront par la suite. Si vous ne voulez pas vous lancer dans cette discipline mais que vous aimez chanter, n'hésitez pas, il n'y a aucune contre-indication !

Existe-t-il des préparations alternatives ?

Il existe beaucoup de types de préparation alternatives et/ou complémentaire à la préparation traditionnelle. La préparation en piscine est très populaire, la sophrologie également, la méthode Bonapace qui a fait ses preuves au Canada commence à être connue en France. Renseignez-vous auprès de votre maternité pour connaître la liste des possibilités offertes dans votre secteur. N'envisagez pas une préparation trop éloignée de votre domicile, vous n'auriez pas l'énergie de la suivre jusqu'au bout.

Assurez-vous que la préparation que vous aurez choisie soit conventionnée pour vous faire rembourser.

Quels spécialistes puis-je consulter pour soulager mes maux de dos et me détendre ?

Le kinésithérapeute et l'ostéopathe pourront vous aider à soulager tous les petits et gros maux de dos que vous pourrez éprouver à mesure que vous prendrez du poids et que votre corps s'adaptera à la grossesse et se préparera à l'accouchement. Informez-les bien de votre état dès le début de la grossesse, certaines manipulations sont déconseillées.

On m'a conseillé de me faire accompagner par une doula. Qu'est-ce que c'est ?

La doula a pour vocation d'accompagner et de soutenir la future mère et son entourage tout au long la grossesse, au cours de l'accouchement et aussi pendant la période postnatale, grâce à son expérience et à sa formation, et cela uniquement en complément du suivi médical choisi par les parents. Elle n'a pas de fonction médicale, elle n'est pas thérapeute, elle soutient le travail des sages-femmes. Elle sera à l'écoute de vos désirs et de vos besoins et vous suivra dans vos choix. Elle propose une relation de confiance, de complicité et d'intimité. Votre maternité pourra vous en conseiller.

Est-ce que je peux me faire masser sans danger pour le bébé ou la poursuite de la grossesse ?

Tous les massages ne sont pas bons pour la femme enceinte. Il existe des massages spécifiques pour les femmes enceintes. Ils s'effectuent après trois mois dans des positions spécialement adaptées. Le toucher et plus doux et les gestes visent à soulager les tensions propres à votre état. Quelle que soit la spécialité de massage que vous vous apprêtez à faire, assurez-vous toujours que le praticien est bien au courant de votre état. Certaines huiles essentielles utilisées peuvent également poser problème.

J'avais l'habitude de faire des séances d'acupuncture. N'est-ce pas dangereux pour le bébé ?

Cette technique millénaire, envisagée sous sa forme traditionnelle avec des aiguilles, que ce soit la digitopuncture (avec les doigts) ou l'électropuncture (par électrostimulation), peut vous aider à soulager certains maux de la grossesse tels que les nausées, les maux de dos, les troubles de la circulation et du sommeil, ce n'est donc absolument pas déconseillé. À terme, l'acupuncture peut aussi favoriser le déclenchement du travail et être utilisée pour calmer les douleurs de l'accouchement, seule ou en complément d'une péridurale.

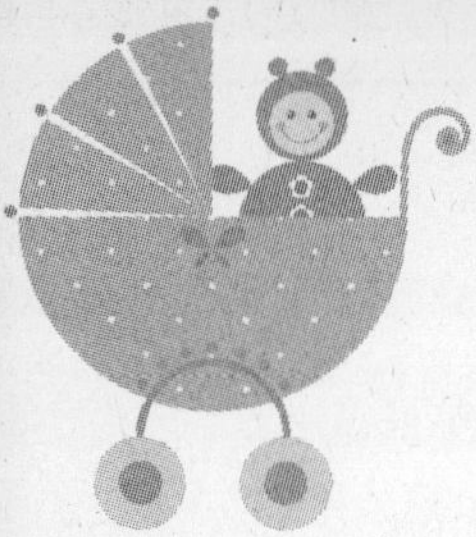

Au 7e mois

JE SUIS ENCEINTE DE SEPT MOIS : À QUOI DOIS-JE FAIRE ATTENTION MAINTENANT ?

Vous devez évidemment continuer à faire attention à votre alimentation et plus que jamais vous reposer. Dormez, ne vous fatiguez pas, ne portez pas d'objets lourds et restreignez la pratique sportive à la marche ou à la gymnastique en piscine. Encore quelque temps, et votre bébé sera parfaitement viable.

À QUOI SONT DUES LES NAISSANCES PRÉMATURÉES ?

On parle d'accouchement prématuré quand le travail commence entre la 22e et la 37e semaine d'aménorrhée. Ce travail peut-être causé par différents facteurs. Des facteurs mécaniques comme le mauvais positionnement du placenta, un utérus trop distendu (par une grossesse multiple notamment) ou une béance du col de l'utérus, une maladie de la mère, chronique comme le diabète ou l'herpès, ou une maladie qu'elle a contractée pendant sa grossesse comme la toxoplasmose ou la listériose. L'épuisement ou un accident peuvent être également responsables. Économisez-vous, donc !

J'EN SUIS À LA FIN DE MON 7e MOIS DE GROSSESSE. SI J'ACCOUCHAIS MAINTENANT, QUE SE PASSERAIT-IL POUR MON BÉBÉ ?

À environ 28 semaines d'aménorrhée, cette naissance serait prématurée. Si l'on ne peut stopper le travail et que l'accouchement a effectivement lieu, votre enfant devrait être entouré de soins spécifiques. Il serait plus maigre, plus petit, ses organes n'auraient pas fini leur formation. Il serait tout rouge et encore entièrement recouvert de lanugo. Il serait placé dans un service néonatal, le temps d'avoir les forces nécessaires à la vie normale.

JE SUIS ENCEINTE DE SEPT MOIS : J'AI TOUT LE TEMPS TROP CHAUD. QUE SE PASSE-T-IL ?

Comme la plupart des femmes enceintes, vous éprouvez des sensations de chaleur qui ne correspondent en rien à la température. Ce phénomène parfaitement normal est dû à l'augmentation de votre métabolisme. Il est très important de bien vous hydrater et de porter des tissus aérés, qui laisseront respirer votre peau et permettront à la transpiration de s'évacuer. Plusieurs couches intermédiaires en hiver vous permettront de ne pas entièrement vous dévêtir au moindre coup de chaud.

JE SUIS ENCEINTE DE SEPT MOIS : JE SENS COMME DES SOUBRESAUTS. QUE SE PASSE-T-IL ?

Vous ressentez comme des petits coups, réguliers et récurrents ? Votre bébé a probablement le hoquet ! C'est un phénomène courant que la future mère peut ressentir en général à partir du 4e mois de grossesse. Pour le bébé, c'est totalement bénin et indolore même si ces crises peuvent être fréquentes et particulièrement longues. Plusieurs hypothèses ont été avancées pour expliquer ce phénomène. Cela pourrait être dû à la préparation des muscles respiratoires ou à des mouvements réflexes pour empêcher le liquide amniotique d'entrer dans les poumons.

JE SUIS ENCEINTE DE SEPT MOIS : COMMENT SOULAGER LA SCIATIQUE ?

L'inflammation du nerf sciatique est due pendant la grossesse à la pression exercée par l'utérus plus volumineux. La douleur touche le bas du dos et irradie le long d'une fesse et d'une jambe. Le recours aux anti-inflammatoires étant impossible, repos et chaleur sont d'abord préconisés. Des exercices spécifiques, de bascule du bassin, notamment peuvent être également bénéfiques. La douleur peut disparaître d'elle-même ou devenir chronique jusqu'à l'accouchement. L'ostéopathie et la kinésithérapie rencontrent également du succès.

Je suis enceinte de sept mois : je ressens le besoin de bouger mes jambes sans arrêt et je n'arrive pas à me reposer. Que se passe-t-il ?

C'est probablement ce que l'on appelle le syndrome des jambes sans repos. Il se caractérise principalement par un besoin irrésistible de bouger les jambes et d'autres sensations diverses comme des fourmillements, des picotements ou une impression de courant électrique. Le trouble se manifeste le plus souvent au repos et se calme avec le mouvement, ce qui ne facilite pas l'endormissement. Cette pathologie mal connue serait causée par un dysfonctionnement dans le métabolisme de la dopamine. Il n'y a pas de remède miracle, le trouble devrait disparaître avec l'accouchement.

À quoi ressemble mon bébé à la fin de ce 7e mois ?

Il devrait mesurer 38 cm et peser 1,4 kg, et il va continuer à grossir ! Sa peau est moins fripée et ses traits s'affinent toujours plus. Ses cheveux continuent de pousser. Sa peau est encore rouge et recouverte de lanugo, un léger duvet qui disparaîtra à la naissance. Le vernix caseosa, la substance graisseuse qui le protège, continue de s'épaissir.

Que ressent mon bébé à la fin de ce 7e mois ?

Le dernier trimestre est véritablement celui des sens. Ses oreilles se débouchent, ses yeux sont ouverts et il est déjà sensible à la lumière et aux formes. L'ouïe se développe tout particulièrement : votre bébé se familiarise avec son environnement, les sons quotidiens de votre maison, votre voix et celle des personnes qui partagent votre vie, les musiques que vous aimez… cet univers sonore lui sera familier et saura le rassurer quand il sera né. Il entend et enregistre. Le système olfactif est lui aussi opérationnel : à ce stade il peut distinguer deux odeurs ou deux goûts différents.

Je suis seule. J'ai peur de ne pas m'en sortir. Que puis-je faire ?

Pas de panique ! Ce n'est pas parce que vous vivez seule que vous êtes obligée d'assumer toute seule cet événement. Attendre un enfant et l'accueillir n'est pas une mince affaire. Pour vous aider financièrement, la CAF a mis en place différentes prestations (PAJE, API – Allocation de parent isolé –, RSA…). Pour en bénéficier, n'oubliez pas de renvoyer votre déclaration de naissance dans les délais. Vous aurez ensuite à compléter un dossier. Les mairies proposent aussi parfois une aide financière à leurs administrés, renseignez-vous auprès du bureau d'aide sociale. N'hésitez pas à franchir la porte d'une PMI, vous y trouverez informations, conseils et soutien.

Quand va commencer mon congé prénatal ?

Le congé maternité auquel donne droit le Code du travail s'étale sur 6 à 24 semaines selon que la femme attend un ou plusieurs enfants ou qu'elle a déjà des enfants à charge. Il est rémunéré différemment selon le type de contrat auquel est soumise la mère. Il commence en général 6 semaines avant la date présumée de l'accouchement mais cela dépend de l'état de santé de la mère : si le médecin constate un épuisement général et craint pour votre santé, il peut choisir de faire commencer le congé jusqu'à 2 semaines avant la date légale (sous la forme d'un congé pathologique) ; à l'inverse, si votre santé le permet, vous pourrez reporter les premières semaines à la fin de votre congé (jusqu'à trois semaines) et profiter un peu plus de ces instants précieux avec bébé.

Je suis au chômage, vais-je bénéficier d'une aide ?

Si vous bénéficiez déjà d'une allocation des Assedic, vous avez les mêmes droits qu'une personne qui travaille. Comme elle, vous pourrez bénéficier d'un congé de maternité de même durée. Celui-ci vous sera payé par la Sécurité sociale sur la base de vos trois derniers bulletins de salaire. Pour en bénéficier, soyez rigoureuse dans la gestion de votre dossier. Si vous n'avez pas de droit aux Assedic, vous bénéficiez néanmoins de la gratuité des soins à partir du 6e mois. N'oubliez pas par ailleurs de bien envoyer votre déclaration de grossesse à la CAF : selon votre situation financière, vous pourrez probablement bénéficier d'une allocation pour vous aider ou au moins, de la prime de naissance.

QUAND EFFECTUER LA RECONNAISSANCE EN PATERNITÉ ?

Cette reconnaissance n'est nécessaire que si les parents ne sont pas mariés. Dans le cas contraire, la filiation est de droit établie par l'effet du mariage. La reconnaissance en paternité peut se faire à n'importe quel moment, mais plus elle est tardive (plus d'un an, par exemple), moins le père aura de chances de prétendre à une quelconque autorité parentale sur l'enfant. En général, le père profite de la déclaration de naissance (qui doit être faite dans les trois jours après la naissance) pour reconnaître son enfant. La reconnaissance prénatale se fait avant la naissance, elle permet d'établir la filiation dès la grossesse. L'acte de reconnaissance peut être établi à tout moment et dans n'importe quelle Mairie (éventuellement même chez un notaire). C'est l'officier d'état civil qui le rédigera et qui s'occupera de la transcription en marge de l'acte d'état civil.

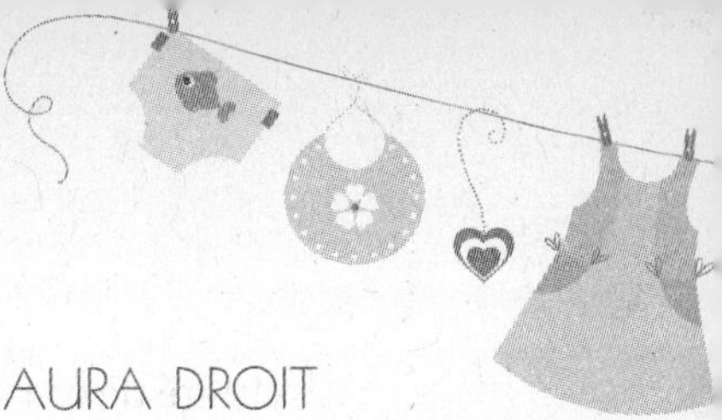

À COMBIEN DE JOURS DE CONGÉS AURA DROIT MON CONJOINT ?

Le papa aura d'abord droit à trois jours pour la naissance. Il peut également bénéficier d'un congé paternité d'une durée de onze jours. Ce congé ouvert à tous les hommes en activité professionnelle et aux demandeurs d'emploi bénéficiaires de l'allocation d'assurance chômage, quand ils conservent leurs droits aux prestations de l'Assurance maladie. Il peut être pris dans un délai de quatre mois après la naissance. Si votre enfant venait à être hospitalisé, ce congé serait calculé à partir de son retour à la maison. Ce sont les congés minimum auxquels il peut prétendre ; il se peut que sa convention collective propose aussi des jours supplémentaires – à lui de se renseigner !

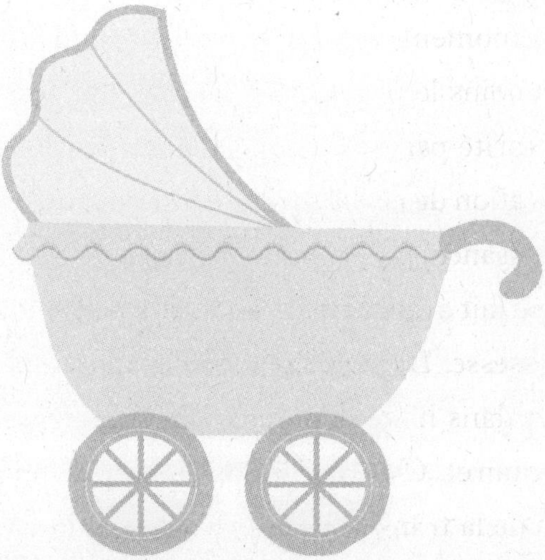

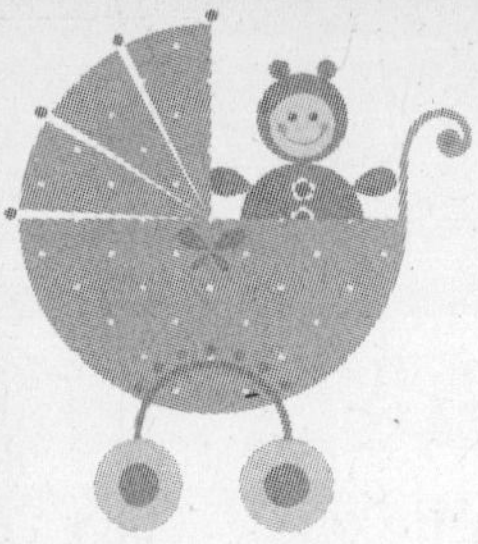

Au 8e mois

Que va-t-on voir à la troisième échographie ?

Vous n'allez malheureusement pas voir grand-chose, ne vous faites pas d'illusion ! Votre bébé est à présent très gros et vous n'allez donc pas pouvoir le voir dans son ensemble. Cette dernière échographie est la dernière grande étape avant l'accouchement. Elle sert à vérifier la bonne croissance du bébé, son état de santé et surtout à envisager l'accouchement : des difficultés sont-elles à prévoir ? Comment le bébé se présente-t-il ? Doit-on envisager une césarienne ?

En quoi la présentation est-elle importante ?

La présentation, c'est la position définitive que va prendre votre bébé avant de naître. Pour une femme dont c'est la première grossesse, elle est en générale fixée à la fin du 7e mois début du 8e ; pour une femme qui a déjà eu des enfants, bébé peut choisir de se retourner (presque) au dernier moment, la souplesse de l'utérus permettant ce genre d'acrobaties. Dans la très grande majorité des cas, la position est optimale, c'est-à-dire que le bébé se présente la tête en bas. Si ce n'est pas le cas, pas d'inquiétude, la césarienne n'est pas une fatalité. Beaucoup d'accouchements par le siège sont effectués de manière naturelle et l'on peut également envisager de petites manœuvres qui permettent de repositionner le bébé. La troisième échographie va vous permettre d'appréhender cette présentation et de vous préparer en conséquence.

Que se passe-t-il à la sixième consultation ?

C'est l'avant-dernière, réjouissez-vous ! Elle n'est pas foncièrement différente des autres : le gynécologue ou la sage-femme vérifiera les résultats de vos analyses d'urine et des autres examens éventuels qu'il vous aura prescrits. Il s'assurera que vous allez bien et répondra à vos questions. Comme vous vous approchez du terme, il sera particulièrement attentif à votre tension et à tout ce qui peut laisser présager une prééclampsie. Il étudiera les résultats de la dernière échographie et envisagera avec vous l'accouchement. C'est peut-être au cours de cet entretien qu'il vous arrêtera.

ON S'APPROCHE DU TERME ET JE NE SAIS TOUJOURS PAS SI JE SOUHAITE UNE ANESTHÉSIE PÉRIDURALE… DOIS-JE ME DÉCIDER TOUT DE SUITE ?

Ne vous inquiétez pas, vous n'avez pas à prendre de décision définitive. L'important c'est que vous n'oubliez pas de communiquer avec l'équipe médicale. Si votre position n'est pas encore arrêtée, dites-le ! Continuez à vous renseigner, laissez-vous le temps de la réflexion. Le jour venu, vous aurez encore quelques heures pour y penser ! Quel que soit votre choix, on va vous proposer dans les semaines qui viennent un rendez-vous obligatoire avec l'anesthésiste. Il s'assurera que vous ne présentez pas de contre-indication à cette anesthésie si particulière.

JE SUIS ENCEINTE DE HUIT MOIS : EST-CE QUE JE PEUX ENCORE PRENDRE DES BAINS ?

A priori, rien ne s'oppose à ce que vous preniez encore quelques bains, surtout si cela peut vous soulager et vous détendre. Attention, cependant à ne pas glisser et à ne pas rester longtemps dans un bain trop chaud. Veillez également à laisser la porte ou la fenêtre ouverte pour maintenir une bonne oxygénation. Vous pouvez vous prélasser dans la baignoire même si vous avez perdu le bouchon muqueux. Si vous perdez les eaux en revanche, prenez rapidement le chemin de la maternité.

Je suis enceinte de huit mois : peut-on encore avoir des rapports sexuels ?

Les rapports sexuels ne sont en aucun cas contre-indiqués, même à la toute fin de grossesse. Il faut bien sûr que chacun des partenaires en ait envie tous les deux et que vous ne craignez pas les acrobaties. Il n'y a pas de contre-indications. Il peut cependant arriver que les rapports deviennent douloureux et bien sûr inconfortables du fait du volume de votre ventre. Mais rassurez-vous, cela ne nuit en aucune manière à l'enfant et il y a peu de risques que cela déclenche l'accouchement. Même si le sperme contient des prostaglandines, il en faudrait une sacrée dose pour faire naître votre enfant à ce stade. Vous aurez sans doute des contractions après mais elles seraient sans conséquences.

Je suis soudainement devenue une fée du logis, c'est encore un symptôme ?

Peut-être bien ! Comme les animaux, vous avez besoin de construire un nid douillet pour votre enfant et alors que tout vous poussait vers votre lit ou votre canapé, vous vous retrouvez en train d'astiquer l'argenterie, de laver le rideau de douche ou de faire vos carreaux. Ce phénomène peut s'observer les tout derniers jours mais aussi bien avant. Même si votre entourage ne peut que se réjouir de ce retour d'énergie, sachez vous arrêter avant de vous épuiser !

À QUOI RESSEMBLE VOTRE FUTUR BÉBÉ À LA FIN DU 8e MOIS ?

À la fin de ce mois, il pèse environ 2,2 kg mais il va continuer à grossir et à grandir pour ressembler de plus en plus au joli poupon que vous tiendrez bientôt dans vos bras. Sa peau continue à se défriper, ses cheveux et ses ongles poussent toujours. Le lanugo qui le recouvrait commence à disparaître tandis que le vernix caseosa s'épaissit.

QUE PEUT RESSENTIR MON BÉBÉ À LA FIN DU 8e MOIS ?

Tous ses sens sont en éveil, il a déjà l'habitude des bruits de la maison et différencie les voix. Il peut même reconnaître si l'on s'adresse à lui ou à une autre personne. Son odorat et son goût continuent de se développer. Vous pouvez continuer à le solliciter par des caresses, il vous répondra très certainement !

QUE FAIT MON BÉBÉ DE SES JOURNÉES À LA FIN DU 8e MOIS ?

Ses activités sont un peu réduites du fait de sa taille. Il se sent un peu à l'étroit. De fait, son emploi du temps n'est pas très varié : il dort, toujours beaucoup, il se nourrit (il a notamment encore de gros besoins en calcium), il avale du liquide amniotique et de l'urine. Dans ses intestins, ses premières selles, verdâtres et visqueuses, aussi appelées colostrum, s'accumulent. Lui aussi commence à trouver le temps long, probablement !

J'AI L'IMPRESSION QUE MON BÉBÉ BOUGE BEAUCOUP MOINS QU'AVANT, DOIS-JE M'INQUIÉTER ?

À ce stade de votre grossesse, il est tout à fait normal que votre bébé ne se livre plus aux acrobaties auxquelles il vous avait peut-être habituée au début de la grossesse. Il a probablement maintenant pris sa position en vue de l'accouchement – la présentation – et n'en bougera plus que pour naître. De plus, il est maintenant trop gros pour se retourner entièrement et comme il ne va plus rien faire d'autre que grossir… Mais cela ne l'empêchera pas de vous rappeler sa présence par des coups de pied ou des tapes de la main, ne vous inquiétez pas.

QUE DOIS-JE METTRE POUR MOI DANS LA VALISE ?

Vous devez prévoir une tenue confortable pour chaque jour que vous avez prévu de passer à la maternité. Si vous avez choisi d'allaiter, pensez aux chemises qui s'ouvrent sur le devant et aux soutiens-gorge d'allaitement. Ajoutez une robe de chambre ou équivalent et des chaussures faciles à enfiler pour déambuler dans les couloirs ; une tenue pour sortir, votre trousse de toilette, des serviettes hygiéniques et des culottes en filet jetables. N'oubliez pas de rassembler toute la paperasse relative à votre grossesse dans une pochette que vous placerez au-dessus de vos affaires. Faites deux valises : une petite, qui vous servira le jour de l'accouchement et une plus grande que votre compagnon pourra ramener pour les jours qui suivent l'accouchement.

QUE DOIS-JE PRENDRE POUR BÉBÉ DANS LA VALISE ?

Vous devez prévoir une tenue complète pour la naissance, le nécessaire pour les jours qu'il passera dans la structure et une tenue complète pour sa sortie. Attention, même si vous accouchez au plein cœur de l'été, rappelez-vous qu'un nouveau-né doit être particulièrement bien couvert. En effet, après neuf mois à température constante, il va devoir apprendre à réguler sa température, ce qui va nécessiter quelques jours. Pensez donc à bien le couvrir des pieds à la tête : ne négligez pas le bonnet, la surface importante de sa tête par rapport au reste de son corps est à prendre en compte dans ce processus de régulation.

DOIS-JE PRÉVOIR DU MATÉRIEL À LA CLINIQUE ?

Cela va dépendre de l'équipement que propose l'établissement dans lequel vous allez accoucher. Renseignez-vous auprès du secrétariat, peut-être vous fournira-t-il une liste de choses à apporter par exemple du linge de lit pour le berceau, des couches ou une couverture. Pour ce qui est du superflu, l'hôpital comme la clinique n'y pourvoira pas. Alors pensez à prendre avec vous tout ce qui pourrait améliorer votre confort : oreiller confortable, appareil pour écouter de la musique, nourriture, livres, magazines…

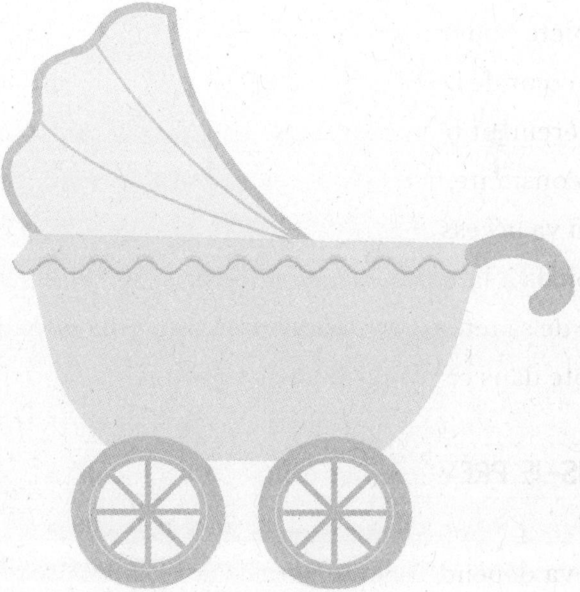

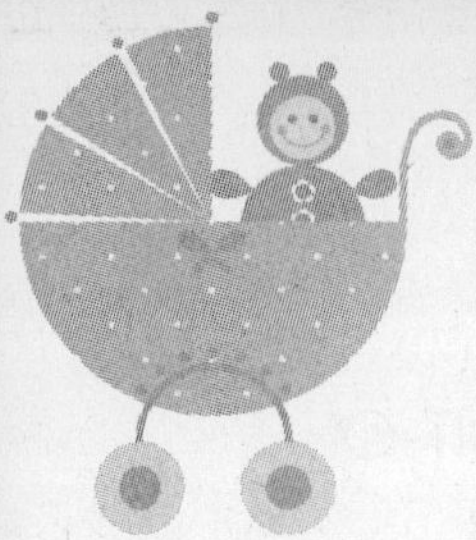

Le jour J

J'AI PERDU LES EAUX, DOIS-JE APPELER LES POMPIERS ?

Les pompiers peut-être pas quand même ! mais il faut effectivement vous rendre à la maternité dès à présent. Quand la poche des eaux est percée, les risques d'infection sont multipliés pour l'enfant. Prévenez la maternité de votre arrivée et mettez-vous en route. Prenez un taxi ou appelez une ambulance si vous n'avez pas le choix.

J'AI PERDU LE BOUCHON MUQUEUX, DOIS-JE APPELER LES POMPIERS ?

En aucune manière ! La perte du bouchon muqueux ne doit en aucun cas vous inquiéter. Ce n'est pas un mauvais signe et sa perte n'annonce pas forcément un travail imminent. Il se peut effectivement que le travail commence dans les heures qui viennent mais aussi dans une semaine. Pas d'affolement donc !

À QUELLE FRÉQUENCE DES CONTRACTIONS DOIT-ON PARTIR POUR L'HÔPITAL ?

Cela dépend d'un certain nombre de facteurs, mais on a coutume de dire que pour un premier accouchement il faut prendre le chemin de la maternité quand les contractions sont régulières, longues et espacées de 5 à 10 minutes. Ce n'est pas une règle, cela doit rester un indicateur : chez certaines femmes les contractions ne seront jamais vraiment régulières. Cela dépend également de votre confiance : si vous êtes terrorisée à l'idée de cet accouchement, plus vite vous serez prise en charge par l'équipe médicale, plus vite vous serez rassurée. Inversement, vous avez peut-être envie de passer le plus de temps possible chez vous et de n'aller à la maternité qu'au dernier moment. Tout dépend du ressenti et du vécu de chacune.

ON M'A DIT QU'ON LE SAVAIT D'INSTINCT QUAND C'ÉTAIT LE BON MOMENT. C'EST ENCORE UN MYTHE OU C'EST VRAI ?

C'est probablement la seule rumeur que vous pouvez croire. Mais cela n'a rien à voir avec un pressentiment ou une intuition. Vous le saurez parce que vous n'aurez probablement jamais ressenti ces sensations auparavant : la force des contractions, la douleur, les malaises probables ne devraient pas vous faire douter longtemps.

Il se peut pour un premier accouchement que vous vous rendiez à la maternité un peu trop tôt (pendant le prétravail) et qu'on vous renvoie chez vous. Vous n'avez pas de honte à avoir, les sages-femmes sont habituées à cette situation et sauront vous rassurer. Si vous êtes en prétravail, vous ne patienterez plus très longtemps.

Que faire si j'habite loin de la maternité ?

Prévoyez dès maintenant votre mode de transport vers la maternité pour que cela ne soit plus un sujet d'inquiétude. Si vous en avez les moyens, installez-vous à proximité pendant les jours qui précèdent le terme. Sinon, veillez à ne pas rester toute seule surtout si vous êtes particulièrement isolée. Certaines maternités proposent aux personnes qui habitent dans de tels endroits (comme les îles ou les régions de haute montagne) de programmer l'accouchement. Un rendez-vous proche de la date présumée du terme sera pris et l'accouchement déclenché. Même si cette décision n'est pas anodine, elle peut être envisagée comme une solution plus sûre et permettra de rassurer les plus angoissées d'entre vous.

Il paraît que les taxis ne prennent pas les femmes enceintes sur le point d'accoucher ?

Ce n'est pas le cas de tous les conducteurs de taxis, par bonheur ! Mais cela peut arriver, malheureusement. La raison serait qu'ils ont peur que la femme sur le point d'accoucher ne perde les eaux dans leur véhicule. Quelques petits trucs sauront vous éviter ce genre de désagréments : ne hélez pas le taxi, appelez-le tranquillement depuis chez vous. Ne dites pas que vous allez à la maternité, donnez simplement l'adresse. Lorsque le taxi arrive, mettez-vous en retrait (dans la mesure du possible) et faites attendre la personne qui vous accompagne. Mais rassurez-vous la plupart des chauffeurs de taxi sont fort sympathiques et seront certainement plus que ravis de vous accompagner à la maternité en ce jour si heureux !

On m'a conseillé d'aller à la maternité à pied si je n'habitais pas trop loin. C'est vraiment possible ?

C'est vous qui verrez le moment venu ! Si vous vous en sentez capable, pourquoi pas ? La pesanteur permettra sans doute d'accélérer le travail. Mais même si le trajet est court, ne le faites pas toute seule, vous n'êtes pas à l'abri d'un malaise ou d'une contraction particulièrement intense. De même, prévoyez un plan B (taxi, pompiers, ambulance…), il est peu probable que vous ayez envie de faire une promenade au plus fort des contractions ou si vous êtes particulièrement malade.

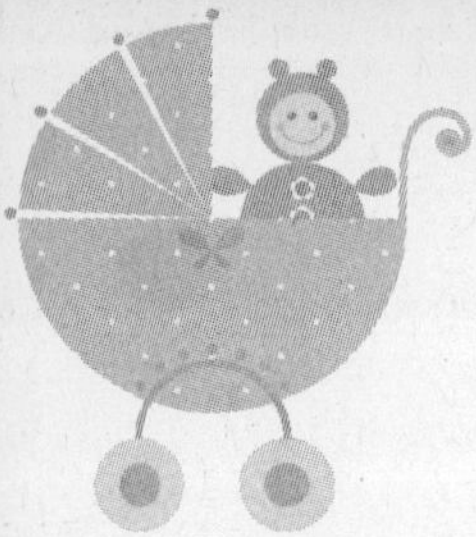

L'accouchement à la maternité

QU'EST-CE QUE L'ACCOMPAGNEMENT GLOBAL À LA NAISSANCE ?

L'accompagnement global à la naissance est une « formule » proposée par les sages-femmes libérales qui permet d'avoir un seul interlocuteur tout au long de la grossesse, pour l'accouchement et pour les suites de couches. Cette solution réputée plus humaine permet une vraie personnalisation de l'expérience. La sage-femme qui sera à vos côtés vous préparera à un accouchement chez vous ou en plateau technique, c'est-à-dire dans les locaux et avec le matériel de la maternité mais sans intervention du personnel. Il est crucial que vous vous entendiez bien avec cette unique interlocutrice ; si cette formule vous intéresse, n'hésitez pas à en rencontrer plusieurs.

J'ai entendu dire qu'on pouvait accoucher chez soi ? Je serais assez tentée, mais est-ce vraiment légal ?

C'est effectivement envisageable (et tout à fait légal) mais cela ne s'improvise pas. Certaines choisissent même d'accoucher sans assistance, cependant cette pratique ne remporte pas l'adhésion générale. Mais si c'est le cas, choisissez une sage-femme avec qui le courant passe bien : elle vous suivra pendant toute votre grossesse et vous aidera le jour de l'accouchement. Assurez-vous que votre conjoint est dans le même état d'esprit : a-t-il la même envie, saura-t-il vous aider et garder son sang-froid ?

Une maison de naissance, c'est comme une maternité ou y a-t-il des différences ?

Hormis le fait que les femmes y accouchent, les deux structures n'ont pas grand-chose à voir. La maternité est avant tout une structure hospitalière où la future mère est une patiente qui va recevoir des soins médicaux. Une maison de naissance est d'abord une vraie maison, une structure d'accueil où les couples peuvent rencontrer leur sage-femme et accoucher. C'est une façon de démédicaliser le fait de donner la vie et de rendre à la femme un rôle actif dans cette aventure. Malheureusement, le projet est en France toujours à l'étude.

QUE SIGNIFIENT LES NIVEAUX DE MATERNITÉ ?

Il existe en France trois niveaux de maternité, ils correspondent aux capacités d'accueil des nouveau-nés. Les maternités de type 1 accueillent les grossesses a priori sans risque, celles de type 2 ont un service de néonatalité qui peut accueillir les prématurés de 33 semaines ; enfin celles de type 3 sont indiquées pour les grossesses pathologiques, elles possèdent une unité de soins intensifs ou de réanimation néonatale. La majorité des accouchements ne nécessite pas de prise en charge dans un établissement de type 2 et 3.

QUELLES QUESTIONS DOIS-JE ME POSER AVANT DE CHOISIR MON ACCOUCHEMENT ?

Si c'est votre premier accouchement, peut-être êtes-vous tentée de simplement suivre les directives de votre gynécologue sans vous poser de questions. C'est bien normal, mais vous risquez d'avoir quelques regrets. Les questions principales portent sur la gestion de la douleur (avec ou sans péridurale ?), la participation du conjoint (assurez-vous d'être sur la même longueur d'onde), et les soins donnés à l'enfant à la naissance. Questionnez vos amies, renseignez-vous auprès des maternités et des associations, plus vous serez informés, plus vous pourrez vous poser les bonnes questions et choisir en conséquence.

Suis-je obligée d'accoucher dans une maternité ?

Il n'y a aucune législation qui vous oblige à accoucher dans une maternité mais n'oubliez pas que cela reste un lieu conçu pour cela avec le personnel compétent et le matériel nécessaire en cas de pépin. Si vous décidez d'accoucher ailleurs, veillez à ne pas être trop loin (pas plus de 50 km) d'une maternité ou au moins d'une structure hospitalière, pour avoir le temps de vous y rendre si la situation l'exigeait.

Qu'est-ce qu'un contrat de naissance ?

C'est un contrat informel passé entre les futurs parents et le personnel médical qui va vous aider à mettre votre enfant au monde. Il précise les modalités selon lesquelles vous désirez que se déroule votre accouchement. Ce que vous voulez éviter (en général, les techniques dites « invasives » qui confèrent à l'accouchement un aspect trop médicalisé) et ce que vous souhaiteriez (confort, implication du père, mise au sein, etc.). La conception d'un tel contrat permet de se poser les questions essentielles et d'être pleinement renseignés sur les possibilités qui vous sont offertes.

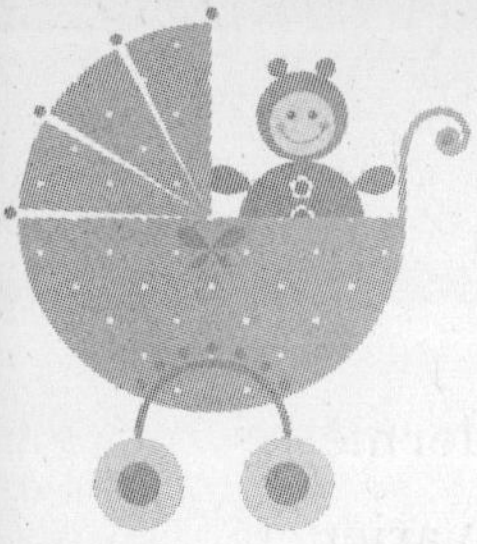

L'accouchement

Que va-t-il se passer à la 7e consultation ?

Cette dernière consultation obstétricale a lieu à la maternité et c'est là que se décide la voie d'accouchement. Si vous devez avoir une césarienne programmée, votre médecin vous indiquera le jour de l'intervention. Au cours de ces consultations, le rythme cardiaque de votre bébé et vos éventuelles contractions sont enregistrés par monitoring. Vous devrez également rencontrer l'anesthésiste, même si vous avez choisi de vous passer de péridurale. En effet, il peut parfois être nécessaire d'effectuer une anesthésie générale en urgence (césarienne en urgence, forceps…).

Combien de temps peut-il se passer entre la date présumée et le jour où je vais accoucher ?

La date présumée est calculée à partir du premier jour des dernières règles puisque la durée de la grossesse est de 41 semaines (ou 287 jours) à partir du premier jour de vos dernières règles. Il s'agit d'une donnée moyenne qui peut donc varier de quelques jours. Selon les statistiques françaises, 50 à 60 % des femmes accouchent à la date prévue à quelques jours près ; 20 à 25 % des femmes accouchent 10 à 15 jours avant ; 20 à 25 % 4 à 8 jours après. Au-delà de ce délai, l'accouchement est systématiquement provoqué.

Quels sont les mécanismes physiologiques qui provoquent l'accouchement ?

Plusieurs facteurs entrent en jeu lors de l'accouchement. Tout d'abord, le vieillissement du placenta. En fin de grossesse, il fabrique moins de progestérone, hormone qui protégeait l'utérus des contractions. Ensuite, les œstrogènes relâchent les tissus conjonctifs, dont le col, qui peut ainsi s'ouvrir. Dans 30 % des cas, la rupture de la poche des eaux précède la mise en travail. Enfin, le « réflexe de Ferguson » déclenche la naissance : le bébé descend dans le bassin et appuie sur le col, cette action provoque la production de l'ocytocine qui fait se contracter l'utérus. Lors de la contraction, la tête du bébé appuie davantage sur le col et ainsi de suite... Mieux comprendre les mécanismes qui sont à l'œuvre lors de votre accouchement peut aussi vous permettre de mieux visualiser et d'être plus à l'aise lors de ce moment fatidique.

C'est vrai que faire l'amour peut provoquer l'accouchement ?

Il n'y a pas d'association significative entre activité sexuelle et risque d'accouchement prématuré. Ainsi, lorsqu'une grossesse se déroule normalement, l'activité sexuelle peut être poursuivie « normalement ». Le bébé est parfaitement protégé dans le liquide amniotique et ne risque rien. Si pour une raison quelconque les rapports avec pénétration devaient être interrompus, il serait toujours possible de poursuivre une relation sensuelle, sans pénétration. Dans la période du terme, c'est vrai, le contact du sperme qui contient des prostaglandines peut déclencher l'accouchement.

Pourquoi arrive-t-il que l'on provoque l'accouchement ? Comment fait-on ?

20 % des accouchements sont programmés pour des raisons de convenance ou pour des raisons médicales. Cette possibilité est capitale lorsqu'il existe des risques pour le bébé ou la mère (anomalie chez la future mère ou le fœtus, rupture de la poche des eaux ne déclenchant pas le travail ou encore terme dépassé). L'accouchement peut être provoqué par une rupture artificielle de la poche des eaux, une prise de médicaments ou encore une application locale de prostaglandines. La péridurale est souvent proposée car les contractions déclenchées sont douloureuses.

J'AI DÉPASSÉ LE TERME. QU'EST-CE QUE JE RISQUE ?

Il existe un risque quand le terme est dépassé car le placenta trop « mûr » assure moins bien les échanges entre la mère et le fœtus. Deux attitudes sont possibles lorsqu'une mère atteint sa date de terme théorique : attendre en surveillant ou déclencher l'accouchement. Une surveillance rigoureuse quotidienne du rythme cardiaque du bébé par monitoring, des mouvements fœtaux, de la tension artérielle et du liquide amniotique peut permettre un dépassement de terme de 7 jours. le déclenchement sera provoqué à 42 semaines au plus tard.

COMBIEN DE TEMPS VA DURER MON ACCOUCHEMENT ?

D'une femme à l'autre, cela varie de 2 à plus de 20 h ! Pendant la phase de travail actif, les contractions sont espacées d'environ 3 à 4 min. La phase de dilatation du col est la plus longue (et souvent la plus douloureuse) : environ 8 h pour un premier enfant. Le bébé descend dans le bassin, les contractions atteignent une fréquence d'une toutes les 2 min et c'est alors le moment de pousser. Une fois la tête dégagée par le médecin, vous poussez encore pour permettre la sortie de tout le corps. L'expulsion peut prendre de 10 à 30 min ; 10 à 20 min après la naissance, de nouvelles contractions vont permettre l'expulsion du placenta.

Qui a le droit d'assister à l'accouchement ? Est-ce obligatoirement le père ?

Si votre accouchement ne présente pas de complications, vous avez le droit et tout intérêt à avoir quelqu'un à vos côtés. Les maternités en général n'acceptent pas plus d'une personne, ce peut être votre conjoint, un ou une amie, un de vos parents, peu importe tant qu'il est là pour vous soutenir. Veillez cependant à ce que la personne qui vous accompagne ne soit pas trop sensible, le personnel soignant n'est censé s'occuper que de vous.

Est-il vrai qu'il y a un miroir qui permet de voir son accouchement ?

Ce n'est pas automatique, mais la solution est envisageable. Si vous voulez vraiment voir la naissance de votre enfant, parlez-en à votre sage-femme.

J'ai entendu dire qu'il était possible d'attraper le bébé lors de l'expulsion...

Dans le cas d'un accouchement par voie basse et sans aucune complication, c'est tout à fait envisageable si vous en avez encore la force. Certaines sages-femmes le proposent systématiquement à la maman ou au papa. Vous pourrez en parler au cours d'un des rendez-vous de préparation avec la sage-femme et si vous rédigez un plan de naissance, inscrivez ce vœu parmi vos désirs.

Qui va couper le cordon ombilical ?

Si tout se passe bien, il est assez courant qu'on propose au père de couper le cordon, ce qui peut avoir une certaine charge symbolique. Bien entendu, il est guidé dans cette tâche. Après une semaine, ce qui reste du cordon sera sec et tombera tout seul.

Après l'expulsion, que va-t-il se passer pour mon bébé ?

Cela dépend des habitudes de votre maternité. Ce qui est sûr, c'est que l'on va tout d'abord s'assurer qu'il est en bonne santé. Après, les usages diffèrent selon les maternités. Dans les services les plus traditionnels, le bébé est confié aux soins des infirmières qui lui feront passer une batterie d'examens et lui feront prendre un bain avant de vous rejoindre dans votre chambre. Dans les maternités les plus « nature », on cherchera d'abord à privilégier la rencontre parents-enfant, de fait l'enfant est souvent mis au sein tout de suite après l'expulsion. Il reste ensuite avec ses parents qui lui administreront son premier bain quand bon leur semblera. Le sort de votre bébé n'est pas à négliger lors de la préparation de votre accouchement ; si des choses vous tiennent à cœur, pensez à en parler à la sage-femme avant.

À quoi va ressembler mon bébé à la naissance ?

S'il naît à terme, ce n'est certainement pas encore le beau poupon dont vous aviez rêvé ! Vous trouverez sans doute sa tête énorme, son corps tout fripé. Il se peut qu'il y ait encore un peu de lanugo sur ses épaules et qu'une substance blanchâtre le recouvre (le vernix). Sa tête a pu être déformée par l'accouchement, mais comme ses fontanelles sont encore mobiles tout devrait rapidement rentrer dans l'ordre. Ses cheveux (s'il en a) et ses ongles ont déjà besoins d'être entretenus ! Il est également possible que votre enfant fasse une crise génitale du nouveau-né, en ce cas, ses organes génitaux et ses seins seront légèrement gonflés. Malgré cet aspect, c'est tout de même le plus beau bébé du monde, à n'en pas douter !

Quand survient l'expulsion du placenta ?

Quelques minutes après l'expulsion (de 5 à 30 minutes), les contractions, plus longues et moins douloureuses, reprennent pour décoller et évacuer le placenta, c'est ce qu'on appelle la délivrance. Le placenta est ensuite examiné attentivement, il ne doit en manquer aucun morceau. Si ce n'est pas le cas, le gynécologue pourra procéder à une manœuvre appelée révision utérine qui consiste à aller chercher le reste à la main. Cette pratique se fait sous anesthésie.

Mon bébé se présente par le siège, comment va se passer l'accouchement ?

Lors de la présentation par le siège, le bébé est à la verticale, les fesses vers le col de l'utérus ; ce qui est exactement le contraire de ce que l'on attend. Plusieurs possibilités peuvent être envisagées. Si le bébé a encore assez de place, le gynécologue peut tenter une manœuvre appelée version externe pour replacer le bébé. Si le risque de complication est grand, on peut aussi programmer une césarienne. Enfin, l'accouchement par voies basses est tout à fait possible.

Si le travail est très lent, a-t-on le droit de bouger, voire de marcher un peu ?

Cela va bien sûr dépendre de votre état los du prétravail et de l'endroit où vous accouchez, selon que les habitudes de votre maternité l'acceptent ou non. Si vous avez peur de ne pas avoir le droit, pourquoi ne pas en parler au moment de l'établissement du plan de naissance ? Dans tous les cas sachez que la tendance est à un retour au naturel et que de plus en plus de maternités permettent aux futures mamans de se dégourdir les jambes. N'hésitez pas à en parler au personnel lorsque vous allez visiter les lieux dans le cadre de la préparation à l'accouchement.

COMMENT SOULAGER LA DOULEUR ?

Vous avez sans doute entendu parler de la péridurale : cette technique d'anesthésie permet d'insensibiliser la partie inférieure du corps tout en laissant la mère consciente et les jambes restent libres si vous voulez marcher lors du prétravail. Elle est administrée par le biais d'un cathéter installé entre la 4e et la 3e vertèbre lombaire. Il peut arriver parfois que la péridurale ne « marche pas ». Pour cela et parce qu'il existe aussi de multiples raisons pour lesquelles l'anesthésie n'est pas possible, il est important d'envisager d'autres moyens de gérer la douleur. La rachianesthésie est comparable à la péridurale mais elle est plus souvent utilisée pour des césariennes, car elle agit très rapidement mais son efficacité est moins longue. La PCA (patient controlled analgesia) est une pompe à analgésique que la patiente peut actionner elle-même pour gérer sa douleur. Certaines maternités proposent du gaz hilarant pour aider les femmes à se détendre.

Il existe aussi des solutions non médicamenteuses comme l'acupuncture, la sophrologie, la méthode Bonapace ou encore le yoga. Toutes ces méthodes ne s'improvisent pas, il faut évidemment suivre la préparation à la naissance correspondante pour les maîtriser un peu avant le jour J.

Que peut faire mon conjoint pour m'aider lors de l'accouchement ?

Si vous avez suivi la préparation à l'accouchement tous les deux, il saura tout à fait quoi faire le moment venu. Si ce n'est pas le cas, il pourra vous soutenir, vous tenir la main, vous rassurer et vous encourager. Il ne pourra malheureusement rien faire pour prendre en charge votre douleur et l'expulsion du bébé ! Il se rattrapera par la suite. En attendant, son soutien vous sera sans doute d'une aide précieuse dans ces moments intenses.

Peut-on demander une péridurale au dernier moment ?

Tout dépend bien sûr ce que vous entendez par dernier moment ! Si vous parlez de l'expulsion proprement dite, il est trop tard effectivement, la péridurale étant en général administrée jusqu'à une dilatation de 7 cm. Mais sachez que si vous arrivez à tenir jusque-là sans anesthésie, vous aurez passé le plus douloureux. Vous pouvez donc tout à fait la demander dès votre arrivée à la maternité, une fois que les premiers examens auront été faits. Il faut aussi savoir que l'effet anesthésique de la péridurale n'a lieu que 10 à 15 minutes après l'injection

En quoi consistent l'épisiotomie et la césarienne ?

L'épisiotomie est pratiquée au moment de l'expulsion. Cette intervention consiste en une incision de la paroi vaginale et des muscles superficiels du périnée. Elle est réalisée dans le but d'éviter une déchirure. Cette intervention peu populaire auprès des accouchées présente des inconvénients notables : sa cicatrisation est difficile et douloureuse et les saignements qu'elle engendre sont très abondants. Si un accouchement par voies basses se révèle impossible ou trop risqué pour la mère et/ou l'enfant, on programme une césarienne. Le principe est simple : ouvrir le ventre de la future maman et sortir de bébé. On incise l'utérus, juste au-dessus du pubis, de manière horizontale sur environ 9 cm. Ainsi la cicatrice sera presque invisible. L'anesthésie générale est de plus en plus rare, on lui préfère une anesthésie loco-régionale, qui insensibilise la partie inférieure du corps sous le nombril, telle que la péridurale ou la rachianesthésie.

UTILISE-T-ON ENCORE LES FORCEPS ? DANS CE CAS, QUE SE PASSE-T-IL POUR LE BÉBÉ ?

Oui, cela arrive ! Ces instruments ressemblent à deux grandes cuillères articulées au milieu comme une pince. Ils sont utilisés dans le cas où les contractions ne sont plus assez fortes et que le bébé n'arrive plus à descendre. Ils permettent de faciliter l'accouchement et de réduire efficacement la souffrance du bébé. Ces cuillères, préalablement lubrifiées sont glissées l'une après l'autre de chaque côté de la tête du bébé. Au moment où la contraction arrive, on tire délicatement dessus pour extirper le bébé. Plus petites, les spatules ont le même fonctionnement.

DANS LE CAS D'UN ACCOUCHEMENT EN MATERNITÉ TRADITIONNEL, COMMENT VAIS-JE ÊTRE PRISE EN CHARGE ?

Vous devrez d'abord vous acquitter de certaines formalités administratives (sauf si vous êtes sur le point d'accoucher, bien évidemment). Ensuite on vous examinera, on vous préparera selon les protocoles en vigueur dans l'établissement et vous serez placée dans une chambre, le temps de la fin de la dilatation. Une sage-femme viendra régulièrement s'assurer que vous allez bien et que le travail progresse de façon satisfaisante. Quand elle le jugera utile, elle vous fera transporter en salle d'accouchement.

SI JE CHOISIS DE NE PAS AVOIR RECOURS À LA PÉRIDURALE, QU'EST-CE QUE ÇA VA CHANGER POUR MOI ?

Cela tombe sous le sens mais vous n'aurez pas d'anesthésie, donc vous aurez forcément mal. Extrêmement mal. Heureusement la nature a elle aussi prévu son anesthésie : pour aider à supporter cette douleur, le corps secrète des endorphines. Malheureusement, le moindre stress peut freiner voire empêcher cette sécrétion. Si vous souhaitez un accouchement naturel, il faut donc bien vous préparer et être pleinement en confiance. Une autre différence notable est que vous ne serez pas soumise à tous les protocoles médicaux entraînés par l'anesthésie : vous pourrez vous déplacer, le monitoring ne sera pas continu et vous n'aurez probablement pas de perfusion pour accélérer le travail. Pour vous rassurer, sachez que si vous prévoyez un accouchement physiologique mais que le moment venu, vous réclamez l'anesthésie, personne ne vous la refusera.

VA-T-ON M'ADMINISTRER UN LAVEMENT AVANT L'ACCOUCHEMENT ?

Cette pratique autrefois courante est de moins en moins systématique. On l'expliquait par des raisons d'hygiène et de confort. On disait également que cela facilitait la descente de l'enfant. Aujourd'hui, cela ne va ne va plus de soi, les raisons évoquées n'ayant pas de fondement scientifique. Il arrive évidemment que la parturiente émette des selles en accouchant, mais ce n'est que routine pour le personnel soignant qui a des protocoles d'hygiène rodés. On pourra vous en proposer un pour des raisons de confort.

On m'a dit qu'on rasait le pubis avant l'accouchement. Pourquoi ?

Cette autre pratique est elle aussi en baisse. Ce rasage était à la base pratiqué pour des raisons d'hygiène mais l'OMS a rapporté que les risques d'infection n'étaient pas réduits. En revanche, il permet d'y voir plus clair en prévision d'une épisiotomie ou d'une césarienne. Comme il est pratiqué de manière rudimentaire à la maternité (par rasoir jetable), beaucoup de femmes choisissent de se faire épiler dans un institut en prévision de la repousse.

J'ai entendu dire qu'on ne pouvait ni manger ni boire pendant l'accouchement. C'est vrai ?

Hélas oui ! Votre maternité peut vous interdire de vous alimenter et de vous hydrater dès que vous avez franchi ses portes pour le cas très exceptionnel où une intervention nécessitant une anesthésie générale serait prévue. Si vous avez faim, faites donc un bon repas avant de vous diriger vers la maternité et n'oubliez pas de boire, le travail peut être long et fatigant.

Le monitoring est-il indispensable ?

Oui et non. D'après l'OMS, monitorer en continu n'est aucunement indispensable si le travail progresse normalement et si aucun risque particulier n'est à craindre. Mais cette pratique est rendue obligatoire par la médicalisation de l'accouchement et en particulier par le recours à l'injection d'ocytocine pour accélérer le travail. En effet, les effets de cette hormone de synthèse doivent être surveillés de près et le monitoring offre une surveillance précise et de qualité. Les effets psychologiques divergent selon les patientes : certaines se sentiront soulagées d'être si bien surveillées quand d'autres se sentiront entravées, pour d'autres enfin, il aura un effet anxiogène obsédant.

Est-on obligée d'accoucher sur le dos ?

La position dite gynécologique convient surtout, comme le nom l'indique, au gynécologue. En effet, elle lui permet d'avoir une vue optimale sur les événements et de pouvoir intervenir facilement sans être entravé. Ce n'est certainement pas la position la plus adaptée physiologiquement pour accoucher.

Nul ne sait a priori dans quelle position vous vous sentirez le mieux pour accoucher, il est d'ailleurs fort probable que vous adoptiez plusieurs positions entre le travail et l'expulsion. Cela dépend de vos envies, de la médicalisation de votre accouchement (le matériel rend parfois difficile le mouvement), de votre état et des habitudes de l'équipe médicale. Sachez néanmoins qu'on n'impose plus systématiquement cette position aux femmes.

Je souhaite rester le plus longtemps chez moi et ne rejoindre la maternité qu'au « dernier moment ». Mais si je perds les eaux, je dois y aller, n'est-ce pas ?

Effectivement, si vous perdez les eaux, il est préférable de ne pas attendre. À la maternité vous subirez quelques analyses et examens, puis, selon les habitudes de la maternité et votre état, on vous laissera ou non repartir pour quelques heures. Une fois la poche brisée, il existe un risque d'infection, c'est pourquoi bon nombre de maternités préfèrent garder leur patiente, prenez donc vos affaires en prévision. Dans tous les cas, même si vous ne ressentez encore aucune contraction, vous n'aurez plus longtemps à attendre, rassurez-vous.

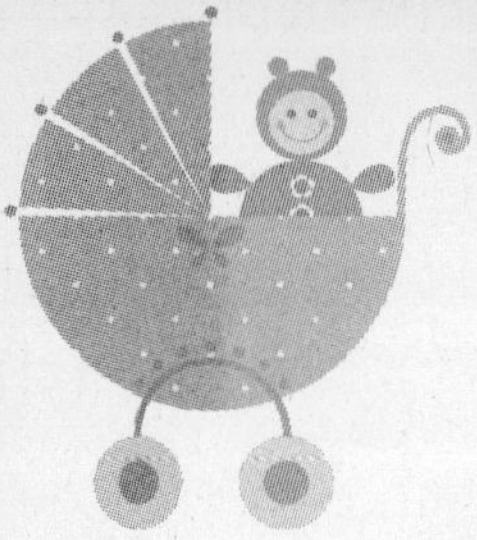

L'allaitement

Je ne crois pas que j'aurai le courage d'allaiter, c'est vraiment mieux pour mon bébé ?

Le lait que vous fabriquez est spécifiquement adapté à votre enfant. Sa composition varie selon son âge et le moment de la tétée pour répondre à ses besoins nutritionnels propres. Il contient également les anticorps indispensables pour lutter contre les germes présents dans votre environnement. Le lait maternisé, bien que toujours amélioré, n'a pas toutes ces qualités. Cependant, si allaiter vous pose un problème, ce n'est pas la peine de culpabiliser ou de vous forcer, mieux vaut pour votre enfant être nourri au biberon par une mère épanouie et heureuse !

On m'a déconseillée de nourrir mon bébé au biberon. Le biberon présente-t-il des risques ?

Le biberon en tant qu'objet, si vous l'achetez dans un magasin spécialisé, n'est en aucun cas dangereux pour votre enfant. Quant au lait, sa qualité n'arrive certes pas au niveau de celle du lait maternel, mais sa composition est étudiée pour répondre aux besoins nutritionnels d'un bébé. Si vous choisissez finalement cette solution, vous n'avez donc pas de soucis à vous faire. Vous pourrez en outre partager ce moment privilégié avec votre conjoint et avec les autres membres de votre famille pour leur plus grande joie.

Y a-t-il des contre-indications à l'allaitement ?

Il faut distinguer les empêchements temporaires tels que les infections, qui peuvent rendre l'allaitement pour un temps trop douloureux, des réelles contre-indications. Les principales sont la galactosémie congénitale (l'absence des enzymes qui permettent d'assimiler le galactose du lait), l'intolérance au lactose et les maladies graves de la mère (sida, maladies du foie des reins, etc.). Attention, certains traitements médicamenteux (tout comme la nicotine et l'alcool) peuvent aussi passer dans le lait et nuire à l'enfant, renseignez-vous auprès de votre médecin.

Si je choisis d'allaiter, comment impliquer mon conjoint ?

Il est vrai que l'allaitement crée une relation privilégiée entre la mère et l'enfant de laquelle le père se sent parfois exclu. Si son implication doit passer par le fait de nourrir votre enfant, pourquoi ne pas opter pour le tire-lait ? Ce petit appareil, dont l'utilisation est aujourd'hui rapide et indolore, vous permettra de conserver votre lait facilement (vous pourrez même le congeler) et de faire partager à votre conjoint les joies de la veille nocturne ! Il peut également décider de créer un lien privilégié hors alimentation et s'occuper du bain par exemple.

Y a-t-il une durée minimale pour allaiter ?

L'Organisation mondiale pour la santé recommande l'allaitement exclusif jusqu'aux six mois de l'enfant. Évidemment ce n'est pas envisageable pour toutes les femmes, d'autant plus qu'en France, rien n'a vraiment été prévu pour aider les mamans qui souhaitent s'engager dans cette aventure. Si c'est votre souhait, renseignez-vous auprès d'associations, elles vous fourniront conseil et soutien. Sachez cependant que, quelle que soit la durée de l'allaitement, ce sera bénéfique pour votre enfant. En France, environ 50 % des femmes choisissent d'allaiter et en général cela ne dure qu'une semaine.

Jusqu'à quel âge vais-je allaiter mon enfant ?

C'est plus une question culturelle que physiologique. En effet, sauf cas particulier, tant que vos seins seront sollicités, ils continueront à donner du lait. L'OMS recommande 6 mois d'allaitement exclusif, puis de poursuivre jusqu'à 2 ans en introduisant une diversification alimentaire. Mais c'est à vous de composer avec vos souhaits, vos disponibilités, le milieu dans lequel vous évoluez… Dans nos sociétés occidentales modernes, la durée maximale moyenne est de deux ans. Pour l'anecdote, la femme inuite allaite son enfant jusqu'à 7 ans et parfois plus !

Comment puis-je concilier ma vie professionnelle et l'allaitement de mon enfant ?

La chose ne va pas encore de soi, mais c'est devenu beaucoup plus facile qu'il y a quelques années. Si vous rentrez chez vous tous les soirs, vous pouvez déjà envisager la solution du tire-lait. En outre, selon le Code du travail, vous disposez d'une heure par jour pour allaiter votre enfant : ce n'est évidemment possible que si votre entreprise dispose d'une crèche (ce qui tend à se développer) ou que votre enfant est gardé à côté de votre lieu de travail. Vous pouvez enfin décider d'opter pour une alimentation mixte : lait maternel et biberons de lait maternisé.

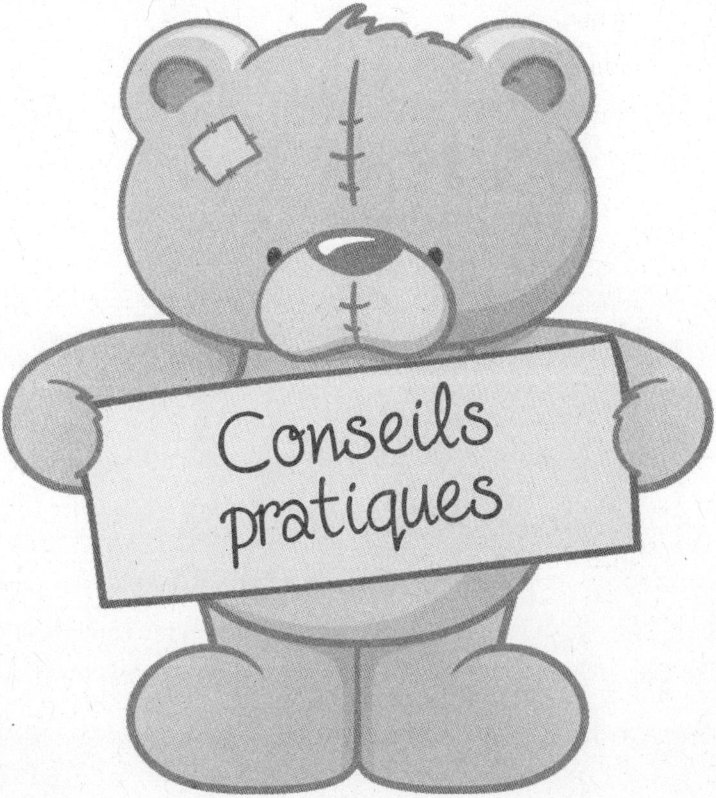
Conseils
pratiques

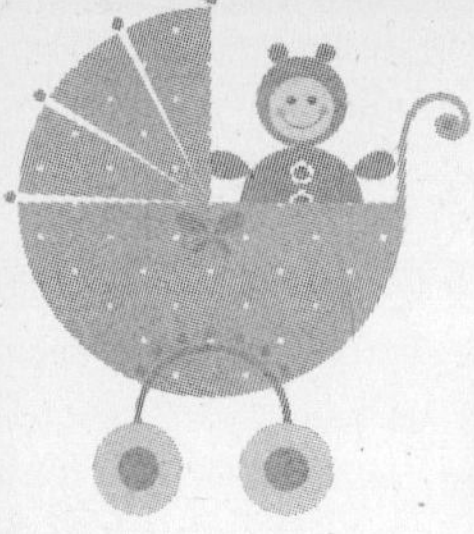

Comment on fait les bébés ?

Si la pratique est connue de tous, les aspects théoriques de la chose ont tendance à être oubliés à mesure que l'on s'éloigne de ses années de collège et de ses fameux cours de biologie. C'est le moment de réviser !

Un enfant, c'est d'abord un œuf issu de la rencontre fructueuse d'un ovocyte et d'un spermatozoïde.La femme naît avec environ 2 millions d'ovocytes. Ils sont libérés à raison d'un par mois à partir de la puberté jusqu'à la ménopause. Cet ovocyte a, dès lors, une durée de vie de 24 à 48 heures. C'est pendant ce laps de temps que peut se faire la fécondation. Les spermatozoïdes sont quant à eux fabriqués par les testicules depuis la puberté jusqu'à la mort de l'individu. Une fois libérés, ils peuvent vivre jusqu'à quatre jours. Lors de l'éjaculation, des centaines de millions de spermatozoïdes sont émis, seuls 200 vont traverser le col de l'utérus puis l'utérus pour atteindre une des trompes. La fécondation,

> IL FAUT EN MOYENNE QUATRE MOIS POUR TOMBER ENCEINTE.

quand elle – la présence simultanée d'un spermatozoïde et d'un ovocyte ne la garantit pas –, a lieu dans le tiers externe de la trompe. Un seul spermatozoïde pénètre la membrane de l'ovocyte, il perd alors son flagelle. Les deux noyaux fusionnent en un œuf unique qui contient déjà tout le patrimoine génétique de l'enfant. Il possède 46 chromosomes : 23 du père et 23 de la mère. Les divisions cellulaires commencent tandis que l'œuf entame son voyage vers l'utérus. Sept jours après a lieu la nidation : l'œuf s'installe dans la muqueuse utérine pour y continuer son développement. C'est le début d'une nouvelle vie.

Les dysfonctionnements

Il faut en moyenne quatre mois pour tomber enceinte mais il arrive que cela prenne des mois voire des années. Plusieurs facteurs peuvent causer une sous-fertilité. Pour la mère cela peut être l'âge : la fertilité baisse à partir de 30 ans, les chances de concevoir à partir de 35 ans sont comprises entre 15 et 20 %. Certaines pathologies (fibromes, endométriose) peuvent également rendre les choses plus difficiles. Il faut aussi prendre en compte les conditions et l'hygiène de vie. Le tabagisme, la consommation de café, d'alcool ou de drogue réduisent les chances de procréer chez l'homme comme chez la femme. Sachez en outre que la production de spermatozoïdes est sensible à la chaleur. Avant les 38 ans de la future mère, les médecins recommandent de laisser faire le temps au moins un an avant de commencer à s'inquiéter et de consulter. Après, la fertilité allant en diminuant, faites faire un diagnostic (s'il y a lieu) le plus tôt possible. Il ne s'agit la plupart du temps que de problèmes passagers. Si ce n'est pas le cas, d'autres solutions peuvent être envisagées : traitement hormonal, fécondation in vitro, opération, etc.

La fécondation in vitro

Si l'on diagnostique un dysfonctionnement des trompes, qu'elles soient bouchées ou abîmées, on pourra avoir recours à la fécondation in vitro. Cette technique consiste à reproduire la fécondation naturelle à l'extérieur de l'organisme. Pour ce faire, on recueille des ovocytes dont l'émission et la maturation ont été stimulées par un traitement hormonal. Chez l'homme, les spermatozoïdes sont collectés par masturbation ou, si ce n'est pas possible, par ponction. Après sélection, les spermatozoïdes et les ovocytes sont réunis dans une éprouvette adaptée puis mis en culture. Quelques jours après, un embryon est transféré dans l'utérus où il pourra s'implanter pour finir son développement. Cette technique rencontre 10 à 15 % de succès. De nombreuses autres méthodes existent pour pallier les dysfonctionnements de la nature. L'assistance médicale à la procréation vient en aide à de nombreux couples désireux de fonder une famille.

L'INSÉMINATION ARTIFICIELLE

- Elle est envisagée **dans le cas où le problème vient du père.**
- Cela peut être **un problème d'impuissance ou de qualité du sperme.**
- **Le sperme du père** est recueilli et ses spermatozoïdes subissent un traitement. Ils sont ensuite **déposés dans l'utérus.**
- Les résultats sont plus satisfaisants avec **du sperme frais** qu'avec du sperme congelé.
- **Si le père est stérile,** on peut avoir recours à un donneur.
- **Le don de sperme** ne peut se faire que dans un centre agréé.
- Le sperme utilisé est toujours **examiné soigneusement.**
- **Le donneur est anonyme.**
- **Il doit être marié** et avoir des enfants.

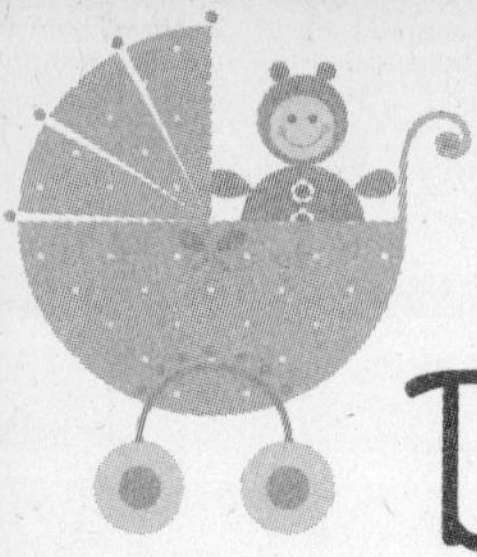

De la cellule au bébé

Il aura fallu neuf mois pour passer d'une cellule microscopique à ce beau bébé. Neuf mois décisifs pendant lesquels rien ne sera laissé au hasard.

Premier trimestre

Dès la rencontre du spermatozoïde et de l'ovocyte tout est déjà joué. Cette petite cellule a déjà son ADN et les mois qui vont suivre ne vont être que l'aboutissement d'un plan déjà écrit dans ses moindres détails. Les premiers jours vont être consacrés à la multiplication et à la division de cette première cellule œuf qui va, la première semaine, déménager de la trompe vers l'utérus où elle passera le reste de son développement. La deuxième semaine, les tissus de l'œuf vont s'organiser en deux couches : l'une va principalement servir à fabriquer les annexes embryonnaires, l'autre le bébé. Ces derniers vont eux-mêmes se diviser en trois couches. De la première vont découler le foie, le pancréas, l'estomac et la

Il passe son temps à dormir et à sucer son pouce.

vessie. Celle du milieu va servir à la formation du squelette, des muscles, des vaisseaux sanguins et des reins. La dernière, enfin, sera le point de départ de la peau, des organes du système nerveux et du cerveau. La troisième semaine voit l'apparition d'une ébauche de cœur dont on peut rapidement percevoir les battements. C'est aussi le moment de la formation des premières cellules sanguines. La quatrième semaine marque une étape décisive. Les cellules de l'embryon commencent à former les premiers organes. Le disque embryonnaire s'enroule et prend la forme d'un cylindre plié en deux endroits, pour la tête et pour la queue. La cavité amniotique se creuse et se remplit. Le réseau sanguin se développe. Vous ne verrez sans doute rien à l'échographie et pourtant le nez, l'oreille interne, la langue et les yeux commencent à s'ébaucher, de même que les bras et les jambes. C'est pendant le deuxième mois que le cou va venir séparer la tête du tronc, que les orteils et les doigts vont se différencier et les yeux se rapprocher. Les organes, quant à eux, vont continuer leur formation. À la fin du deuxième mois, le cœur bat et vous pourrez distinctement l'entendre lors de l'échographie !

Deuxième trimestre

Le deuxième trimestre est moins impressionnant. Tous les organes ont déjà commencé leur formation et ne font que se développer et s'affiner. Quelques étapes clefs : le troisième mois, les reins sont opérationnels et le fœtus peut uriner. Les articulations commencent à fonctionner. Le fœtus peut ouvrir la bouche et boit le liquide amniotique. C'est sans doute au cours du quatrième mois que vous allez le sentir bouger pour la première fois : ses muscles et ses articulations lui permettent dorénavant quelques acrobaties. Sa rétine devient sensible à la lumière même si ses yeux sont encore fermés.

Au cinquième mois, vous allez vraiment pouvoir apprécier ses capacités athlétiques et communiquer par le toucher avec lui. Sachez qu'à ce stade, si vous attendez une petite fille, elle a déjà constitué son stock d'ovocytes. Votre futur bébé passe aussi beaucoup de temps à dormir et à sucer son pouce.

Troisième trimestre

Au début du dernier trimestre, votre bébé jouit de tous ses sens : la vue (il perçoit les variations de lumière, vous pouvez essayer de jouer avec une lampe de poche), le toucher, le goût, l'odorat et l'ouïe. Ce qu'il entend surtout, ce sont les bruits de votre corps, les bruits du dehors lui arrivent assourdis. Ces derniers mois vont surtout être l'occasion pour lui de prendre du poids et de se faire une santé pour naître en pleine forme. On considère d'ailleurs qu'il est viable à partir du septième mois. C'est à partir du huitième mois que le bébé va prendre position en vue de la naissance, la plupart du temps, la tête en bas et le dos vers la gauche.

Les dernières semaines qui vous séparent de l'accouchement vont voir la consolidation de ses os sauf ceux du crâne qui vont devoir rester flexibles. Et bien sûr, comme il a beaucoup grossi et qu'il dispose de moins de place, les cabrioles ne seront plus qu'un souvenir.

QUELQUES REPÈRES

- **Quatre jours après la fécondation**, l'œuf mesure 0,1 mm de diamètre.
- **À 1 mois de grossesse**, il mesure 4 mm.
- **À 2 mois de grossesse**, l'embryon mesure environ 3 cm.
- **À 3 mois**, le fœtus mesure 10 cm.
- **À 4 mois**, 17 cm.
- **À 5 mois**, 22,5 cm.
- **À 6 mois**, 30 cm.
- **À 7 mois**, 37 cm.
- **À 8 mois**, 43 cm.
- **À la naissance**, 50 cm.

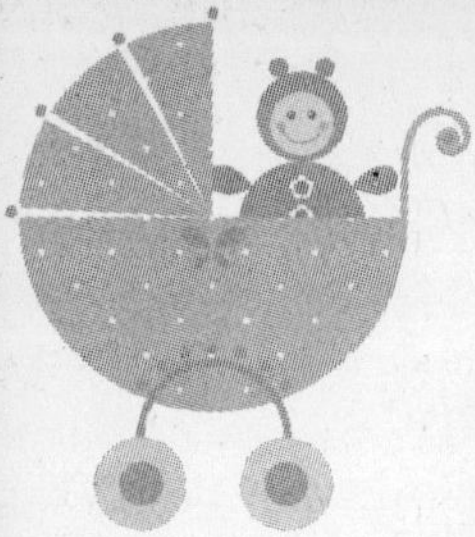

Les annexes embryonnaires

Véritables intermédiaires entre la mère et l'enfant en gestation, le placenta, le cordon ombilical et la cavité amniotique sont des organes transitoires qui ne se développent et ne fonctionnent que pendant la grossesse.

LE PLACENTA

Dans certaines cultures, le placenta est considéré comme une sorte de petit frère du bébé. Cette croyance n'est pas dénuée de fondement, en effet tous deux résultent des cellules du même œuf né de la rencontre entre l'ovocyte et le spermatozoïde. En réalité il est définitivement constitué lors du cinquième mois de grossesse à partir de petits vaisseaux autour de l'œuf.

Le rôle du placenta est multiple : c'est par lui que le fœtus se nourrit (placenta signifie « gâteau » en latin). Il puise la nourriture et l'oxygène dans le sang maternel qui arrive dans ce qu'on appelle les lacs sanguins par des artères de la paroi utérine. Dans ces lacs baignent les villosités au sein desquelles circule le sang

> LE SANG DE LA MÈRE ET CELUI DU FŒTUS NE SONT JAMAIS MÊLÉS.

de l'enfant. Les échanges se font à travers les membranes des villosités ou barrière placentaire de sorte que les deux sangs ne sont jamais mêlés.

Le placenta a aussi un rôle protecteur, il constitue un rempart contre les maladies et les microbes. Par contre, sachez qu'il ne filtre ni l'alcool, ni le tabac, ni la caféine. Enfin il secrète les hormones indispensables à la bonne continuation de la grossesse : œstrogènes, progestérone, HCG et prolactine.

Le placenta, comme le bébé, ne cesse de croître durant la grossesse. Il couvre à la fin 25 à 30 % de la surface de l'utérus et a l'aspect d'un gros foie d'une vingtaine de centimètres de diamètre et de 2 à 3 cm d'épaisseur. Après la sortie du bébé, il est naturellement expulsé par de nouvelles contractions, c'est ce qu'on appelle la délivrance.

LE CORDON OMBILICAL

Il relie le fœtus au placenta. Blanc et gélatineux, il contient une veine qui achemine la nourriture et l'oxygène du placenta et deux artères qui ramènent les déchets au placenta qui les déverse alors dans la circulation maternelle. Le cordon mesure, à la fin de la grossesse, environ 50 cm pour un diamètre d'environ 2,5 cm, il est très souple et permet donc au bébé toutes les acrobaties. Les échanges cessent d'eux-mêmes à la naissance après quelques minutes ; le cordon cesse alors de battre. Il est très intéressant du point de vue médical car il contient des cellules souches utilisées dans la recherche sur les maladies génétiques, on peut être amené à vous demander de prélever du sang à cet effet. La partie du cordon encore attachée à votre enfant tombe d'elle-même une semaine ou dix jours après la naissance.

La cavité amniotique

Elle dès la période embryonnaire, environ huit jours après la fécondation. Elle est hermétique et constituée de liquide, les fameuses eaux, et de membranes. Le liquide amniotique est blanchâtre et transparent, il est constitué à 97 % d'eau mais contient aussi les substances présentes dans le sang, les cellules mortes de la peau et du fœtus. Le fœtus absorbe et boit du liquide amniotique riche en sels minéraux, 500 cm³ par jour. Au moment de l'accouchement, il représente un volume compris entre 50 cl et 1 litre. Ce liquide permet de protéger le fœtus des bruits et des chocs ainsi que des infections qui pourraient provenir du vagin. Le bébé peut s'y mouvoir facilement et dans une température constante. Quand la poche se rompt, le liquide qu'elle contient aide à lubrifier les voies par lesquelles va passer le bébé. Vérifier la bonne santé de ces organes est aussi un moyen pour les personnes qui vous suivent de s'assurer du bon déroulement de votre grossesse. La ponction ombilicale permet de dépister une infection telle que la rubéole ou la toxoplasmose. L'amniocentèse, l'examen qui consiste à ponctionner une petite quantité de liquide amniotique, recherche les anomalies chromosomiques et les maladies héréditaires.

Rites et symboles

- **Au Guatemala,** on suspend le cordon ombilical des petites filles dans la cuisine pour qu'elles deviennent bonnes ménagères.
- **Au Japon,** le cordon est considéré comme un porte-bonheur et on le garde systématiquement, même en milieu hospitalier.
- **Une ancienne coutume alsacienne** consistait à enterrer le placenta des petits garçons sous un chêne pour qu'ils deviennent forts.
- **Un rite de fécondité égyptien** consiste à s'asseoir sur le placenta encore chaud d'une femme qui vient d'accoucher.
- **En Angola,** il existe une tradition où les grands-parents et les parents du père de l'enfant doivent consommer le cordon de l'enfant pour renforcer leurs liens.

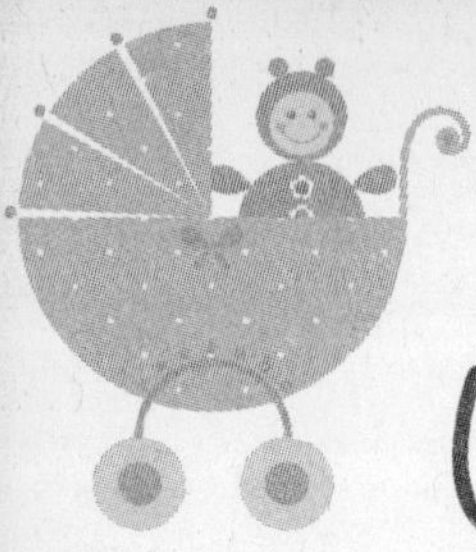

Une question d'héritage

Vous devrez attendre l'échographie de morphologie (au cinquième mois) pour savoir si c'est une fille ou un garçon et la naissance pour savoir s'il a ou non les oreilles de son grand-père. Mais tout est déjà joué depuis le début.

L'œuf qui naît de la rencontre entre le spermatozoïde du père et l'ovocyte de la mère contient immédiatement toutes les informations qui feront de lui un être humain à part entière : le programme selon lequel il va se développer mais aussi les caractéristiques physiques qu'il tient de ses parents, ses grands-parents, etc.

Fille ou garçon ?

C'est le père qui détermine le sexe de son enfant. En effet, l'ovocyte, porteur du chromosome sexuel X, est fécondé par un spermatozoïde porteur du chromosome sexuel X ou Y. Si c'est le

Tout est joué dès le premier jour.

chromosome X, votre enfant sera une fille, si c'est Y, ce sera un garçon. La moitié des spermatozoïdes émis lors d'une éjaculation est porteuse du chromosome Y, il y a donc une chance sur deux.

Une histoire de gènes

Pour les principales caractéristiques physiques, tout est histoire de gènes. La première cellule du futur enfant contient 46 chromosomes : 23 hérités de la mère et 23 hérités du père. Ces chromosomes contiennent des gènes qui correspondent à des caractéristiques. Les chromosomes paternels et maternels s'associent par paire et les gènes équivalents font de même. De sorte, par exemple, que pour l'information « couleur des cheveux », on a deux gènes. S'ils sont identiques, l'équation est simple. S'ils sont différents, c'est le gène dominant qui l'emporte, l'autre étant appelé « récessif ».

La couleur des yeux

Il est difficile de déterminer à l'avance de quelle couleur seront les yeux de votre enfant. Sachez néanmoins que le gène « yeux bleus » est récessif. Cela veut dire que pour avoir les yeux bleus, il faut être porteur de deux gènes de ce type. Par conséquent, si vous avez les

yeux bleus et votre conjoint aussi, votre enfant aura lui aussi les yeux bleus. En revanche avoir les yeux bruns ne signifie forcément pas que la personne est porteuse de deux gènes yeux bruns, ce gène étant dominant. Un couple aux yeux bruns peut donner naissance à un enfant aux yeux bleus s'ils sont tous les deux porteurs d'un gène récessif yeux bleus qu'ils transmettent.
Le cas où un seul gène correspond à une seule caractéristique précise est un peu schématique et bien souvent la réalité est plus subtile. La couleur de la peau, par exemple, ne dépend pas d'un seul gène, c'est pourquoi il peut y avoir tant de nuances au sein d'une même famille dite « mixte ». Le daltonisme est une particularité de la vision qui touche très majoritairement les hommes. En effet, le gène du daltonisme est porté par le chromosome sexuel X. Ce gène est récessif, les femmes qui possèdent deux chromosomes X ont la chance de le neutraliser par un gène X non porteur de l'anomalie.

Les maladies génétiques

C'est le même fonctionnement pour les maladies héréditaires. Portées par des gènes récessifs, elles peuvent rester invisibles pendant des années jusqu'à ce qu'un hasard de la génétique mette en présence les deux gènes. La survenue de la maladie est malheureusement imprévisible. Les couples qui ont déjà un enfant porteur d'une maladie génétique ou dont l'un des membres est atteint peuvent bénéficier d'une consultation de génétique pour évaluer les risques statistiques de la transmission de la maladie.

Tout est joué dès le premier jour et pourtant, il est impossible de prédire à quoi ressemblera votre enfant. Issu de la combinaison de milliards de gènes mélangés depuis des générations, il sera un peu de vous et un peu de son père mais aussi un peu de ses grands parents et des ascendants de ses grands-parents… Un être unique, en somme.

Quelques idées reçues

- **La forme du ventre** permet de déterminer le sexe de l'enfant.
- **Les mouvements intra-utérins** permettent de déterminer le sexe de l'enfant.
- Si vous avez des **nausées**, ce sera une fille.
- Si votre **libido** est en berne, ce sera un garçon.
- Si votre homme développe une **couvade**, c'est un garçon.
- Si vos **mamelons** deviennent bruns, ce sera un garçon.
- **Une maman trop inquiète** peut provoquer des malformations chez le fœtus.
- Une mère qui a **déjà trois filles** ne peut avoir que des filles.
- **Manger des carottes** rendra votre enfant roux.
- **Une envie non assouvie** causera une tache de naissance au bébé.

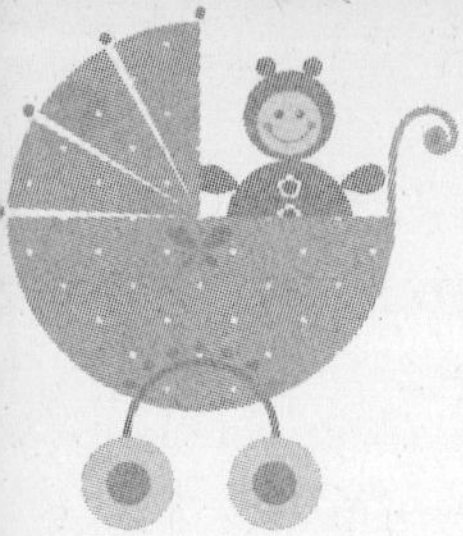

Grossesse et suivi médical

Enceinte, vous devez vous soumettre à sept consultations obligatoires au cours desquelles votre médecin veillera au bon déroulement de votre grossesse en combinant examens et analyses pris en charge à 100 % par la Sécurité sociale.

Vous allez subir une batterie d'examens. Certains sont obligatoires, d'autres ne s'imposent qu'en cas de risque. Le frottis est un examen essentiel pour dépister le cancer de l'utérus. Les cellules, prélevées sur le col de l'utérus, sont envoyées à un laboratoire d'analyse. Cet examen sera pratiqué en début de grossesse si vous n'êtes pas à jour.

Chez la femme enceinte, la tension diminue légèrement, mais certaines femmes développent une hypertension pendant leur grossesse. La pression artérielle est mesurée à chaque consultation mensuelle et plus souvent en cas de problème. La toxoplasmose est une maladie infectieuse provoquée par un parasite. Si la maladie est contractée au cours d'une grossesse, le parasite peut être très dangereux pour l'enfant, d'où

> CERTAINS EXAMENS SONT OBLIGATOIRES, D'AUTRES NE S'IMPOSENT QU'EN CAS DE RISQUE.

le diagnostic sérologique effectué tous les mois chez les femmes non immunisées. On peut écouter le cœur d'un fœtus dès sept semaines d'aménorrhée. Chaque mois, le cœur du bébé sera écouté en consultation avec un petit appareil à ultrasons appelé Doppler. L'analyse des urines est obligatoire tous les mois pendant toute la grossesse. La glycosurie recherche le glucose dans les urines qui peut être un signe de troubles du métabolisme du sucre comme le diabète gestationnel. L'albuminurie (protéinurie) recherche la présence de protéine dans les urines qui peut être un signe d'hypertension, d'anomalies rénales ou d'infections urinaires.

L'ÉCHOGRAPHIE

Indolore et sans danger, elle permet d'étudier le développement du fœtus, du placenta et du cordon ombilical, de surveiller le bon déroulement de la grossesse et de dépister d'éventuelles anomalies. Si la grossesse se déroule normalement, trois échographies sont recommandées et prises en charge par la Sécurité sociale. La fœtoscopie est pratiquée uniquement pour confirmer des anomalies décelées à l'échographie.

L'examen se réalise sous anesthésie locale, dure environ une demi-heure et peut nécessiter quelques jours d'hospitalisation. L'intérieur de l'utérus est exploré avec un tube fin muni d'une lentille optique et d'une source lumineuse.

L'amniocentèse

Elle consiste à prélever du liquide amniotique pour analyser les cellules flottant dans le liquide. S'adressant aux femmes de plus de 38 ans et à celles ayant déjà eu un enfant trisomique, elle permet de déterminer s'il existe une malformation du fœtus en établissant son caryotype. Elle est remboursée sur prescription. Cet examen est possible à partir de treize semaines d'aménorrhée. Le prélèvement s'effectue sous surveillance échographique, sans anesthésie. Le liquide est prélevé grâce à une aiguille très fine. Les résultats sont connus deux ou trois semaines après.

Amnioscopie et autres radios

L'amnioscopie permet de surveiller les grossesses arrivées à terme ou ayant dépassé la date d'accouchement. Cet examen permet d'examiner la clarté et la couleur du liquide amniotique à travers la poche des eaux grâce à un tube muni d'un système optique et d'une source de lumière. En cas de souffrance fœtale, l'accouchement peut être déclenché. Les radiographies ne sont réalisées qu'en cas d'absolue nécessité. En fin de grossesse, une radiographie du bassin, ou radiopelvimétrie, peut être réalisée pour analyser les structures du bassin maternel afin d'autoriser ou non un accouchement par les voies naturelles. Réalisé correctement, il est inoffensif pour le fœtus. Prenez garde : ne pas vous rendre aux sept consultations prénatales obligatoires peut remettre en cause vos droits aux prestations familiales. Considérez ce suivi comme une chance pour votre santé et celle de votre bébé.

Examens facultatifs

- Les examens sont **remboursés à 100 %** :
- **L'examen bucco-dentaire.**
- **Le dépistage du diabète** gestationnel.
- **L'examen sanguin** du père.
- **Les échographies,** bien que recommandées.
- **La détection de l'hépatite B** est recommandée : cette maladie se transmet au bébé lors de l'accouchement.
- **Le dépistage du sida** n'est pas obligatoire, mais si la maladie est détectée, la maman prendra des médicaments afin d'en éviter la transmission à son enfant.
- **La trisomie 21** est un examen conseillé (prise de sang et amniocentèse si les résultats détectent un risque).
- Notez que **huit séances de préparation à la naissance** sont prises en charge par la Sécurité sociale.

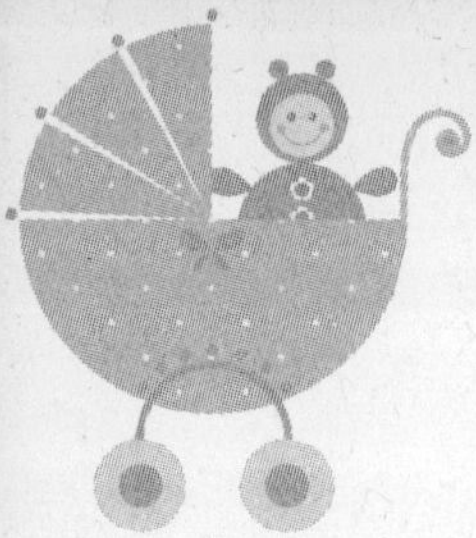

Votre corps se transforme

Tout au long de la grossesse, vous allez changer d'apparence, de centre de gravité et de sensations. Rien de plus naturel : le corps se transforme pour faire place au bébé et se prépare à l'accouchement. Les étapes, mois après mois.

Premier trimestre

Au tout début de la grossesse, vos seins sont tendus et prennent du volume, vos veines se font également plus visibles. Sous l'effet des hormones, vous ressentez des coups de fatigue, tandis que le goût et l'odorat s'affûtent. Sécrétée par le placenta, la production d'HCG est l'un des premiers signes qui permet de confirmer votre grossesse. Les œstrogènes se multiplient pour augmenter le nombre de vaisseaux sanguins dans l'ensemble du corps et dans l'utérus : cela vous donne bonne mine mais provoque parfois saignements du nez ou des gencives. Le taux de progestérone augmente également. Hormone indispensable à la grossesse puisqu'elle concourt à la formation du

Vous allez changer d'apparence, de centre de gravité et de sensations.

placenta, elle est aussi responsable du relâchement des muscles et des ligaments de l'utérus. Mais elle joue sur l'activité des autres muscles et rend le transit plus paresseux, d'où une constipation fréquente.

Les deuxième et troisième mois marquent la mise en route physiologique et la première consultation chez le gynécologue s'impose.

L'utérus, qui en temps normal mesure 8 à 10 cm, double de volume pour faire place au placenta et au liquide amniotique, comprimant la vessie. Vos seins, toujours tendus et gonflés, atteignent leur taille maximale. L'aréole s'élargit et prend une teinte plus foncée.

Pendant cette période, vous ressentez de fréquentes nausées qui sont sans danger pour le développement du bébé. Pour se mettre en place, l'utérus sollicite beaucoup les ligaments, ce qui peut entraîner des douleurs dans l'aine. Le retour veineux se fait moins facilement : bonjour jambes lourdes, varices et hémorroïdes !

Deuxième trimestre

Par bonheur, le deuxième trimestre est bien plus agréable. Moins fatiguée, vous n'avez pas encore pris trop de poids, mais vous ne pou-

vez dissimuler votre état : votre utérus atteint la taille d'une noix de coco. Il tire toujours sur les ligaments qui le rattachent aux os du bassin. Intestins et vessie se déplacent pour lui faire place, occasionnant parfois des brûlures d'estomac. Et surtout vous sentez bébé !
Au cours du cinquième mois, vous avez besoin de plus d'oxygène, votre respiration se fait plus ample. L'utérus comprime les poumons, vous vous essoufflez facilement. Les tensions ligamentaires sont de plus en plus fortes. Votre cœur bat plus vite, votre température augmente : ne vous couvrez pas trop.
Pendant le sixième mois, les organes internes sont comprimés, l'estomac se déplace, le diaphragme remonte. Vous penchez vers l'avant et avez les jambes lourdes. Il devient difficile de trouver la bonne position pour dormir, d'autant que les mouvements du bébé vous réveillent la nuit. Un coussin d'allaitement peut réussir à vous caler confortablement. À ce stade, l'utérus s'entraîne par de petites contractions.

Troisième trimestre

Au septième mois, vous pouvez encore faire un peu d'exercice, mais tout devient vite fatigant. L'augmentation du volume sanguin entraîne des problèmes veineux et les crampes musculaires se multiplient.
Au cours des deux derniers mois de grossesse, le bébé prend du poids et la fatigue se fait plus intense, vous avez le dos cambré. Vos nuits sont agitées, vous rêvez beaucoup. Les contractions se font plus précises et plus nombreuses, sans être douloureuses. Enfin, les os du bassin s'écartent pour préparer l'accouchement, d'où quelques tiraillements

ligamentaires au niveau des hanches. Certes, tous ces changements spectaculaires vous causent quelques tracas, mais pas de panique : c'est un processus normal qui garantit la santé et le bien-être de votre bébé, tout en préparant votre corps à l'accouchement.

MÉMO DES PETITS MAUX

- **Pour soulager des seins tendus :** un jet d'eau froide sous la douche.
- **Anti jambes lourdes :** surélevez-les, portez des bas de contention.
- **Contre les nausées :** ayez toujours quelque chose à grignoter sous la main.
- **En cas de constipation,** ayez une alimentation riche en fibres. **Contre l'aérophagie,** mangez lentement, mâchez longuement.
- **Portez des vêtements amples** et confortables.
- **Si vous ressentez** des douleurs dans le dos, un ostéopathe saura vous soulager.
- **Contre les crampes,** ayez le réflexe magnésium.
- **Demandez conseil à votre gynécologue** à la moindre inquiétude.
- **Prenez du repos** dès que vous en ressentez le besoin.

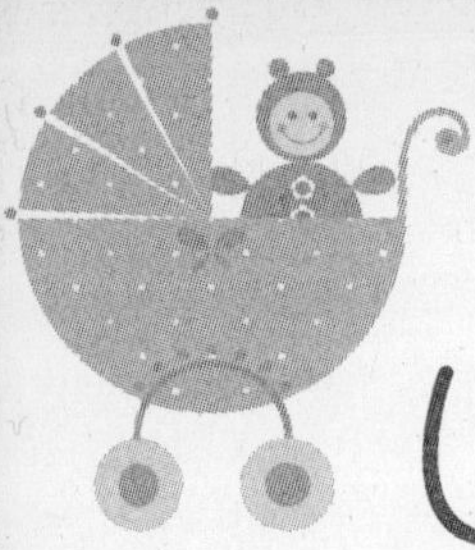

Une grossesse en beauté

Le bonheur qui s'annonce, une alimentation équilibrée et une foule de changements hormonaux donnent aux femmes enceintes un air de madone au teint frais. Mais vous aurez peut-être à affronter de menus désagréments… faciles à prévenir.

Sur le plan esthétique, la grossesse vous réserve de bonnes surprises : les effets de la progestérone (l'hormone de la sérénité), des œstrogènes et d'une circulation sanguine plus vive profitent au teint, aux cheveux et aux ongles. Vous arborez une chevelure plus épaisse et plus brillante que jamais. Vos ongles poussent plus vite et sont plus résistants. Pour préserver ces bienfaits, utilisez des produits naturels.

Les glandes mammaires se développent en vue de l'allaitement et votre tour de poitrine se fait plus généreux. Mais n'oubliez pas pour autant de prendre soin de votre décolleté : hydratez et massez vos seins pour entretenir la souplesse de la peau. Portez un soutien-gorge adapté et, au besoin, gardez-le pour dormir.

Sur le plan esthétique, la grossesse vous réserve de bonnes surprises.

La peau : rougeurs et éruptions

Les changements hormonaux peuvent favoriser l'apparition de l'acné ; dans ce cas, hydrater votre peau, buvez beaucoup d'eau et utiliser des produits doux. En cas d'eczéma, votre dermatologue pourra vous prescrire des crèmes à base de cortisone. Si les paumes de vos mains sont rouges et vous démangent, pas d'inquiétude, tout devrait rentrer dans l'ordre après l'accouchement. Toutes sortes de dermatoses et d'éruptions cutanées sont possibles pendant la grossesse. Elles sont rarement sérieuses : au moindre doute, parlez-en à votre médecin.

Vergetures et autres marques

Ces stries roses ou violacées qui apparaissent sur les seins, les hanches ou le ventre concernent la majorité des femmes. Pas de remède miracle : une bonne alimentation et des massages quotidiens avec une crème hydratante permettent de limiter les dégâts. Après l'accouchement, les vergetures deviennent blanc nacré. Votre dermatologue peut les estomper grâce à la micro-dermabraison ou le tatouage. Vous remarquerez sans doute au cours de la grossesse une hyperpigmentation des aréoles autour des mamelons et la coloration plus foncée de la ligne blanche qui va du sternum au pubis : on parle alors de linea nigra. Taches de rousseur et grains de beauté se font plus visibles, et vous pouvez aussi voir apparaître un « masque de grossesse » : en milieu de grossesse, des taches brunes se forment autour des yeux, près du nez et sur les tempes. Ce masque disparaît normalement après l'accouchement. Pour ne pas voir ces marques s'inscrire durablement, protégez-vous du soleil tout au long de votre grossesse.

Le système veineux

Pendant la grossesse, les vaisseaux et les veines sont plus visibles, ils reprendront leur taille habituelle après l'accouchement. En fonction de vos prédispositions génétiques, vous pouvez aussi rencontrer des problèmes de varices plus ou moins préoccupants et douloureux. Pour les minimiser, mieux vaut surveiller sa prise de poids, éviter de rester trop longtemps dans la même position, ne pas porter de vêtements trop moulants ou d'accessoires qui entravent la circulation. Marchez, nagez et portez des bas de contention.

La pilosité

Certaines femmes enceintes voient apparaître des poils sur la ligne médiane située entre le pubis et le nombril, et parfois sur les seins.

Ces poils disparaîtront après l'accouchement ; inutile de les épiler, vous prendriez le risque de les voir s'installer durablement. Pour les zones d'épilation habituelles, mais auxquelles vous n'avez plus accès pour le moment, faites appel à une esthéticienne. N'oubliez pas que toutes ces transformations sont réversibles : faites-vous du bien, prenez soin de vous tout au long de la grossesse !

Les règles d'or

- **Hydratez un maximum** votre peau, de préférence après la douche.
- **Pour préserver la tonicité** de votre peau, évitez bains et douches trop chauds.
- **Contre les taches de pigmentation,** pensez écran total, lunettes, chapeau, gants…
- **Préférez un maquillage simple** et léger qui laisse respirer votre peau.
- **Contre les vergetures,** massez chaque jour les zones « à risque » : seins, ventre, hanches…
- **Buvez beaucoup d'eau.**
- **Gardez une activité physique régulière :** marche ou natation feront l'affaire.
- **Prenez la pose** pour vous souvenir de cette période unique !

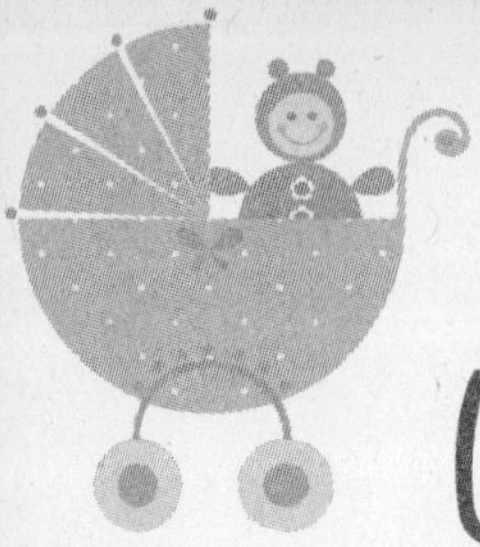

La grossesse, une sinécure ?

Attendre un enfant, c'est merveilleux. C'est aussi long et souvent douloureux, chaque mois apportant son lot de petits tracas. Savoir à quoi s'attendre peut être un bon moyen de se préparer.

Il est coutume de rappeler que la grossesse n'est pas une maladie. Pourtant, à bien des égards, ça y ressemble fortement. On classe généralement les symptômes selon leur trimestre de prédilection. Notez bien que chaque grossesse est différente : vous pouvez souffrir de tous les maux du premier au dernier jour de votre grossesse, comme il est possible que vous n'en développiez aucun.

Premier trimestre

Il est souvent vécu comme le plus difficile. Surtout si vous avez décidé de ne pas annoncer l'heureuse nouvelle ; vous devrez donc souffrir en silence. Les deux grands classiques sont la fatigue et

La grossesse n'est pas une maladie.

les nausées. Certaines ont envie de dormir tout le temps et si vous exercez une activité professionnelle, cela peut rapidement devenir gênant. Il n'y a pas vraiment de solution miracle... sinon dormir. Choisissez un moment où l'activité est moins intense et profitez-en pour faire une sieste dans votre bureau ou à l'infirmerie si votre entreprise en possède une. Les nausées sont le plus souvent matinales : prendre son temps pour se lever et prendre son petit déjeuner peut atténuer le malaise. Pour prévenir leur réapparition pendant la journée, essayez de ne pas rester le ventre vide. Enfin vous constaterez que chaque femme enceinte a un aliment ou une boisson qui la soulage (limonade, jus de citron, céleri rémoulade, cornichons...). Faites des tests, suivez vos envies et trouvez le vôtre ! D'autres petits soucis peuvent survenir aléatoirement : brûlures d'estomac, ballonnements, constipation, picotements et douleurs des seins, sécrétions vaginales, maux de tête et vertiges. Vous serez sans doute aussi plus émotive et facilement irritable.

Deuxième trimestre

Le deuxième trimestre est souvent vécu comme une pause salutaire dans la grossesse. Les premiers symptômes s'estompent voire disparaissent ; vous observez un regain d'énergie, vous êtes épanouie et avez probablement envie de faire l'amour de nouveau. C'est souvent le moment que les couples choisissent pour prendre leurs dernières vacances avant l'arrivée de bébé. Quelques nouveaux symptômes ne devraient pas altérer votre bonne humeur. À la carte ce trimestre : nez et oreilles bouchées, saignement du nez et des gencives lors du brossage des dents, œdèmes, crampes, varices et hémorroïdes, douleur du dos, masque de grossesse, tiraillement dans le bas du ventre, maladresse et distraction. Tout cela est très habituel et, à ce stade de votre grossesse, vous aurez appris à relativiser.

Troisième trimestre

Fatigue et lassitude réapparaissent. Vous commencerez à souffrir de votre poids et aurez plus de mal à vous mouvoir. L'attente et l'excitation vous empêcheront sûrement de trouver le sommeil. Terminons sur un dernier symptôme, plus amusant celui-là : le neuvième mois, vous serez peut-être prise d'une frénésie de ménage et de tri qui surprendra votre entourage. Réjouissez-vous, non seulement votre logement n'aura jamais été si propre, mais il est probable que vous accouchiez sous peu !
Tous ces troubles sont extrêmement courants et supportables.

Un changement dans vos habitudes, quelques remèdes de bonne femme et surtout la joie d'attendre un heureux événement devraient vous permettre de surmonter ces désagréments. Néanmoins, s'ils prennent des proportions inquiétantes, consultez votre médecin.

CONSULTEZ SI...

- **Les nausées et vomissements** font que vous n'arrivez plus du tout à manger.
- Vous développez des **œdèmes** au cou, au visage et/ou aux poignets.
- Vous avez de **violents maux de ventre.**
- Vous avez **des pertes de sang.**
- Vous constatez des **troubles de la vue et/ou de l'audition.**
- Vous **souffrez d'une diarrhée** de plus de trois jours.
- Vous avez **de la fièvre** sans aucune raison apparente.
- Vous **ne sentez plus du tout** votre bébé bouger.
- Vous avez **des démangeaisons** sur tout le corps.
- Vous éprouvez **douleurs et brûlures** quand vous urinez.

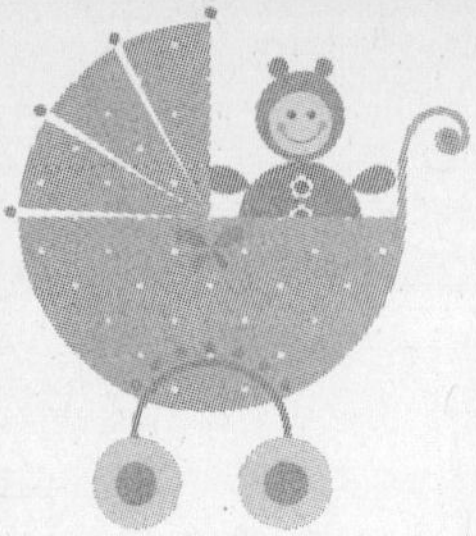

Les maladies de la grossesse

Certains troubles de la santé sont propres à la grossesse. Un suivi régulier permet en général de dépister et de traiter correctement le problème.

Le diabète gestationnel

Ce type de diabète peut toucher toutes les femmes. Il peut apparaître à la fin du deuxième trimestre pour disparaître à l'accouchement. Il est dû à la production insuffisante d'insuline (l'hormone nécessaire au traitement du sucre) par l'organisme qui n'est plus capable de réguler l'augmentation du sucre dans le sang.

Cette pathologie est plus fréquente chez les femmes de plus de 35 ans ou présentant un surpoids important. Rapidement diagnostiquée, la maladie est surveillée et la mère doit suivre des recommandations diététiques. Le problème peut être dépisté

LES ANALYSES BIOLOGIQUES SONT IMPORTANTES.

par les analyses d'urine mensuelles (taux de glycosurie). Une soif anormale peut aussi être inquiétante. Bien suivie la grossesse se déroule bien ; il faut néanmoins poursuivre la surveillance médicale quelques mois après l'accouchement pour s'assurer que tout est revenu à la normale. Une alimentation équilibrée et la pratique d'une activité physique régulière sont recommandées en prévention.

LA PRÉÉCLAMPSIE

L'hypertension accompagnée d'albuminurie et d'œdèmes est la manifestation de la prééclampsie. Non traitée elle peut être grave. Si la maladie est diagnostiquée près du terme, on préférera provoquer l'accouchement. Sinon, un suivi sérieux sera mis en place pour faire baisser la tension : régime alimentaire, exercice physique et éventuellement médication. Les choses rentrent généralement dans l'ordre après la naissance de l'enfant.

L'ANÉMIE

L'anémie est extrêmement courante chez la femme enceinte en particulier au troisième trimestre. Comme pour le calcium, le fœtus puise le fer dont il a besoin parfois au détriment de la mère qui n'en consomme plus assez pour ses besoins personnels. Les symptômes sont une fatigue excessive, une grande pâleur et des vertiges. Elle est dépistée par la numérisation des globules rouges lors d'une prise de sang prévue dans votre suivi. Un régime adapté et éventuellement des compléments alimentaires peuvent être préconisés.

LE PLACENTA PRAEVIA

Il s'agit d'une localisation anormale du placenta : il se trouve sur ou à proximité du segment inférieur de l'utérus rendant alors difficile le passage du col. Des saignements sont en général les premiers signes et une échographie vient confirmer le diagnostic. Il n'est pas rare que l'utérus en grossissant entraîne le placenta vers le haut faisant disparaître le problème. Dans le cas contraire, un suivi sérieux, éventuellement accompagné de repos, permettra de mener la grossesse à terme dans les meilleures conditions. Dans le cas d'un placenta recouvrant, on procède souvent à une césarienne.

L'IMMUNISATION RHÉSUS FŒTO-MATERNELLE

Le problème se pose si la mère est rhésus négatif et son fœtus

rhésus positif. La femme ne possède pas d'anticorps contre le rhésus positif et, dans le cas accidentel où les deux sangs entreraient en contact (ce qui n'est normalement pas prévu), elle fabriquerait des anticorps anti-rhésus peu nombreux mais qui se multiplieraient dangereusement lors d'une grossesse ultérieure, provoquant le risque d'une anémie fœtale. Pour prévenir ce problème on injecte des gammaglobulines.
Ces maladies ou anomalies sont maintenant bien connues des médecins qui savent les détecter précocement et les traiter. Il n'y a donc aucun lieu de s'inquiéter.

PREMIERS **EXAMENS**

- **Établissement d'une carte de groupe sanguin :** en vue d'une transfusion éventuelle et pour détecter une incompatibilité rhésus.
- **Agglutinines irrégulières :** pour dépister les risques de problèmes transfusionnels.
- **Taux des IGG :** indique si vous avez développé (par le passé) des anticorps pour la maladie testée.
- **Taux des IGM :** indique si vous êtes actuellement porteuse de la maladie en question (les anticorps sont contemporains à la PDS).

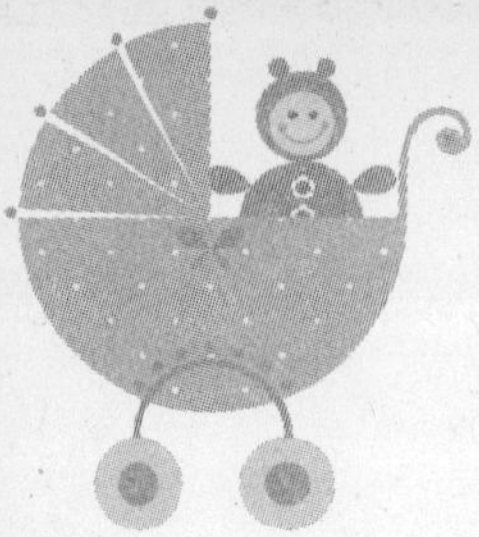

Grossesses à risque

Lors de la première visite prénatale avec le gynécologue, vous ferez le bilan de votre passé médical et de vos antécédents. Ceci pour déterminer si votre grossesse est, ou non, « à risque ».

L'ÂGE

L'âge de la mère est un facteur de risque important lors d'une grossesse. Accouchements prématurés et prééclampsie sont statistiquement plus élevés chez les mères âgées de moins de 18 ans. C'est en partie dû au fait qu'elles cachent souvent leur grossesse et ne prennent pas les précautions nécessaires. Chez les femmes de plus de 38 ans on sera attentif à la tension et au bon fonctionnement des reins. Les risques de fausse couche sont également plus élevés. À partir de la quinzième semaine d'aménorrhée, on proposera de dépister la trisomie 21.

Les enfants nés d'une mère fumeuse naissent en moins bonne santé.

Les grossesses antérieures

Si les précédentes grossesses ou accouchements ont été problématiques, il faut veiller à ce que la situation ne se reproduise pas. Le tonus utérin diminue avec les grossesses et les accouchements, il faut donc être vigilant à partir de la quatrième grossesse, d'autant plus que la mère, parfois trop confiante, a tendance à faire moins attention.

Les addictions

L'alcoolisme de la mère peut avoir des conséquences dramatiques pour l'enfant qu'elle porte. En effet, l'alcool traverse la barrière placentaire et nuit sérieusement au développement du fœtus : malnutrition, retard mental, malformations cardiaques… Les enfants de mère alcoolique ont un faciès reconnaissable, le menton fuyant, le front bombé et le nez écrasé. Ces enfants sont très agités à la naissance du fait du manque.

L'addiction aux drogues a également des implications sérieuses, à commencer par l'accoutumance et la dépendance. En ce qui concerne les drogues dures, le phénomène est encore plus inquiétant, les infections et les complications sont bien sûr multipliées et l'enfant, généralement prématuré, naît avec d'importants problèmes respiratoires.

Les fumeuses font également courir de grands risques à leur enfant. Pendant la grossesse, les effets du tabac peuvent être graves : fausse couche, implantation trop basse et décollement du placenta, accouchement prématuré. Les enfants nés d'une mère fumeuse naissent en moins bonne santé, ont un poids de naissance inférieur à la moyenne, ils sont plus sujets aux maladies respiratoires et à l'asthme et plus susceptibles de développer une allergie. Ils ont également plus de chances de devenir fumeurs à leur tour.

Il est impératif, pour les mères dépendantes, de se faire aider pour arrêter la consommation de ces substances. Un suivi médical et psychologique sérieux est en général la clef du succès.

Les maladies de la mère, qu'elles soient chroniques ou infectieuses, doivent également être surveillées de près pour la santé de la mère comme pour celle de l'enfant.

Les filles DES

Les femmes dont les mères ont pris du Distilbène (un médicament prescrit en France jusqu'en 1977 pour éviter les fausses couches) pendant qu'elles étaient enceintes d'elles ont des risques de souffrir de malformations de l'appareil génital pouvant engendrer grossesse extra-utérine, fausse couche précoce ou accouchement prématuré. Si les risques sont sérieux, le médecin pourra envisager d'arrêter la mère prématurément.

Le terme grossesse à risque n'est pas destiné à augmenter les peurs et les appréhensions des femmes en cette période déjà riche en doutes. Concrètement il signifie que le suivi sera plus important et que les examens seront spécialement adaptés à cette grossesse particulière pour faire en sorte que votre grossesse se passe le mieux possible.

QUELQUES CONSEILS

- Fuyez les **sources de stress.**
- **Soyez rigoureuse** dans votre suivi médical.
- **Ne fréquentez pas les forums**, vous n'en seriez que plus inquiète.
- **Pratiquez** une activité relaxante.
- **Ne cachez rien** à votre médecin.
- Adoptez **une alimentation équilibrée.**
- **Reposez-vous.**
- **Ne repoussez pas d'examens médicaux.**
- **Partagez vos appréhensions avec votre conjoint.**
- **Questionnez** le gynécologue.

Faire attention

L'annonce d'une grossesse est synonyme pour beaucoup de femmes du début d'une période de restrictions qui va durer neuf mois. Pour la santé de la future maman et de son bébé, à quoi doit-elle renoncer, à quoi doit-elle faire attention ?

Si ce n'est pas déjà fait, la future maman va devoir se débarrasser de ses mauvaises habitudes, à commencer par la cigarette. Pendant la grossesse, les effets du tabac peuvent être extrêmement graves : fausse couche, accouchement avant terme, grossesse extra-utérine, implantation trop basse ou décollement du placenta. Les enfants nés d'une mère fumeuse sont en moins bonne santé : ils sont plus sujets aux maladies respiratoires, aux allergies et à l'asthme. Leur poids de naissance est inférieur à la normale et ils ont plus de chances de devenir fumeurs à leur tour. Il est conseillé d'arrêter dès que l'on décide de concevoir un enfant, parce que les substituts nicotiniques ne sont pas indiqués

> L'ASPIRINE ET L'IBUPROFÈNE SONT NOTAMMENT À PROSCRIRE.

pendant la grossesse. Il faut également s'abstenir de consommer de l'alcool durant toute la durée de la grossesse, ses effets sur le fœtus pouvant être très sérieux, en particulier au début. Il en est de même pour toutes les drogues (douces ou dures). La consommation d'excitants doit également être limitée : pas plus de l'équivalent de trois cafés par jour (thé et Coca Cola compris). Sachez en outre que le café augmente l'élimination urinaire faisant courir le risque de déshydratation et de perte de minéraux, notamment de calcium, indispensables à la constitution des os de votre enfant.

LES MÉDICAMENTS

L'automédication est à bannir dès lors que vous êtes enceinte. Les médicaments les plus anodins en temps normal peuvent devenir de véritables poisons pendant la grossesse. L'aspirine et l'ibuprofène sont notamment à proscrire. En règle générale, demandez toujours l'avis de votre médecin : lui seul est habilité à vous prescrire un traitement. Si vous aviez programmé des vaccins avant de tomber enceinte, assurez-vous qu'ils ne sont pas contre-indiqués. En tous les cas, ne vous soignez jamais sans l'avis de votre médecin.

Les radiographies

Les rayons X peuvent être dangereux, aussi est-il indispensable de toujours prévenir le praticien qui envisage de vous en faire passer une. Il pourra être amené à prendre certaines précautions ou à reporter l'examen à une date ultérieure à votre accouchement.

Les produits chimiques

Évitez les émanations de produits chimiques ou de produits ménagers comme le décapant, l'eau de Javel ou les peintures. Mettez des gants si vous devez utiliser des produits « toxiques ».
Si vous avez un jardin c'est peut-être le moment d'adopter des solutions naturelles pour vous débarrasser des nuisibles.

Les efforts

Si votre travail demande des efforts physiques importants, il faudra vous faire réaffecter le temps de votre grossesse. Si vous avez prévu un déménagement, vous serez dispensée de porter quoi que ce soit de lourd.

Le stress

Détendez-vous ! Apprenez à vous relaxer et évitez les situations qui pourraient vous énerver. Votre bébé est directement influencé par vos émotions, son cœur bat plus vite quand vous êtes sous pression.

UNE QUESTION DE BON SENS

Ne vous gâchez pas la vie ; cessez de vous demander si vous avez le droit de faire telle chose ou si le fait d'avoir eu une conduite peu responsable avant de savoir que vous étiez enceinte va vous être dommageable. Pour ce qui est du passé, parlez-en avec votre médecin, il saura vous rassurer. Quant au quotidien, fiez-vous à votre instinct. Fuyez les odeurs désagréables et trop fortes, les pots d'échappement et toute situation que vous jugeriez dangereuse. Au moindre doute, adressez-vous à votre gynécologue.

À BANNIR

- **Le tabac.**
- **Les drogues.**
- **Les excès** en tout genre.
- **Les efforts trop longs** et trop soutenus.
- **L'automédication,** même homéopathique.
- **Les loisirs dangereux.**
- **Les situations stressantes.**
- **Les produits toxiques.**
- **Le vélo** en ville.

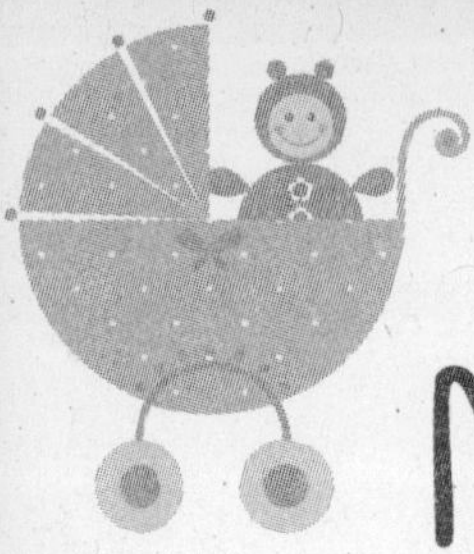

Manger mieux pour deux

La nourriture est l'une des précautions principales de la femme enceinte. Quels aliments doit-elle éviter pour préserver sa santé et celle de son enfant ? Comment manger deux fois mieux sans manger deux fois plus ?

J'ai pas le droit… C'est un peu le mantra de la femme enceinte à table ! Les raisons de ces restrictions : les maladies et bactéries susceptibles de se retrouver dans certains types d'aliments et qui peuvent avoir des conséquences sérieuses.

Si vous n'êtes pas immunisée contre la toxoplasmose, consommez la viande de bœuf ou de porc bien cuite. Si vous rêvez d'un steak saignant, c'est néanmoins possible. Il vous suffira d'acheter votre viande surgelée, en effet la congélation détruit le parasite. Pour vous préserver des autres infections alimentaires telles que la listériose ou la salmonellose, il faudra prendre certaines précautions ou carrément éviter certains aliments. Limitez votre consommation de fromage à ceux fabriqués avec du lait pasteurisé et ceux à pâte cuite. On trouve la salmonelle dans les œufs crus (pensez à la mayonnaise, à certaines pâtisseries…) et la volaille à préférer bien cuite. Exit les plateaux de fruits de mer, ce n'est pas le moment de risquer une intoxication alimentaire. Il faudra aussi peut-être mettre un frein à votre consommation de charcuterie, surtout si vous la préférez artisanale. Terminons sur une bonne nouvelle : vous n'êtes pas obligée de dire adieu aux sushis, le parasite susceptible de se retrouver dans le poisson cru étant détruit par la congélation.

Manger mieux

Ces quelques restrictions ne sont finalement pas très difficiles à gérer au quotidien et il faudra surtout faire attention à manger correctement, pas deux fois plus mais deux fois mieux. Enceinte, c'est sûr vous allez manger plus abondamment (15 à 20 % en moyenne), mais pas tant. Pas besoin de vous lancer dans de savants calculs, vous adapterez naturellement vos portions à votre faim. Ne vous fiez pas trop aux recommandations de prise de poids que vous pourrez lire. Tout dépend de votre morphologie et de votre poids de départ. Il n'est pas rare par exemple que des femmes en surpoids perdent quelques kilos au début de leur grossesse.

Quantité et qualité

Plus que jamais, vous devez manger équilibré en répartissant les classes d'aliments de cette façon : 50 à 55 % de glucides, 25 à 30 % de lipides et 10 à 15 % de protéines. Respectez ces proportions et surtout veillez à la qualité de ce que vous ingérez. Préférez les glucides contenus dans les produits aux céréales complètes à celles des pâtisseries industrielles qui ne vous apporteront rien que du sucre. Privilégiez les « bonnes » graisses telles que l'huile végétale, les poissons gras et les oléagineux. Pour préserver les vitamines des légumes, rien de tel que la cuisson à la vapeur ! Si vous n'avez pas l'occasion de vous fournir en fruits et légumes frais, achetez surgelés et conserves qui assurent une bonne conservation des vitamines.

La vitamine B9, ou acide folique, joue un rôle capital pendant la grossesse, en particulier au début puisqu'elle agit sur la division cellulaire et la croissance. On la trouve principalement dans les légumes à feuilles vertes (salade, épinards), les brocolis et la levure. On recommande également d'augmenter sa consommation de calcium, minéral indispensable à la construction du squelette et des bourgeons dentaires, au développement des muscles et du système nerveux et cardiaque. Il est recommandé d'ingérer 1 200 à 1 500 g par jour, c'est-à-dire deux yaourts, une portion de fromage et 50 cl de lait. Attention, une consommation inférieure est risquée pour la mère (décalcification), l'embryon prenant malgré tout « sa part ». Ne vous focalisez pas sur des menus, faites confiance à vos envies, elles vous porteront vers ce dont vous avez besoin.

Quelques PRÉCAUTIONS

- **Ne pas conserver de viande** au réfrigérateur plus de trois jours.
- **Laver soigneusement** fruits et légumes.
- **Se laver les mains.**
- **Laver et rincer soigneusement** le plan de travail.
- **Laver son réfrigérateur régulièrement.**
- **Au restaurant,** toujours demander une viande bien cuite.
- **Ne pas manger** un produit qui vous semble louche.
- **Réchauffer les aliments** à une température supérieure à 70 °C.
- **Ne jamais sauter de repas.**
- **Faire trois ou quatre repas par jour,** ne pas grignoter.

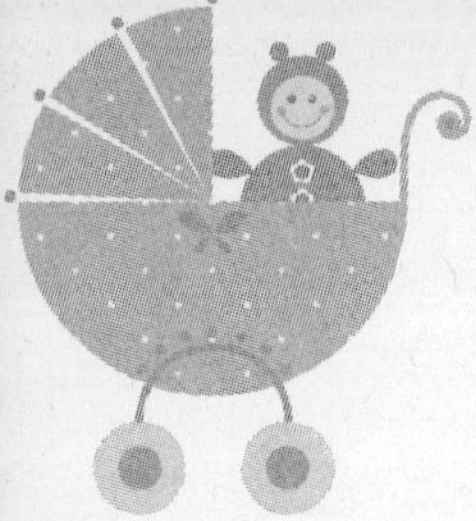

Grossesse multiple

Quand la nouvelle tombe, elle fait souvent l'effet d'une bombe. Une grossesse multiple, c'est du bonheur en plus mais aussi des précautions à prendre et de l'organisation.

Les vrais jumeaux sont issus du même œuf issu de la fécondation d'un spermatozoïde et d'un ovocyte. Ce n'est que par la suite que cet œuf se divise en deux parties égales qui vont parallèlement se développer. Les deux enfants qui en résulteront auront le même patrimoine génétique.
Les faux jumeaux sont issus de deux œufs différents chacun résultant d'une rencontre spermatozoïde ovocyte différente. Les enfants ont des patrimoines génétiques différents.
Voici quelques pistes pour vous aider à appréhender cette nouvelle vie avec sérénité.

L'ALLAITEMENT SIMULTANÉ REQUIERT DE TROUVER LA POSITION ADÉQUATE.

COMMENT SE NOURRISSENT LES JUMEAUX

Les faux jumeaux ont chacun un placenta et une cavité amniotique propre. Les vrais jumeaux, la plupart du temps, ont un placenta commun et chacun une cavité amniotique, mais d'autres configurations sont possibles telle que celle décrite précédemment ou encore un placenta et une cavité à se partager.

Les grossesses multiples sont considérées comme des grossesses à risque et en conséquence, le suivi de la future maman sera plus sérieux, d'autant plus si elle attend plus de deux enfants. Au premier trimestre, le risque d'avortement spontané est plus important. Plus tard il ne faut pas négliger ceux de naissance prématurée. Les jumeaux naissent en règle générale avant le terme officiel. Il est aussi fréquent que l'un des deux soit plus faible. On conseille aux femmes qui attendent plusieurs enfants d'accoucher dans une maternité de type II ou III (les maternités de type II possèdent un service de médecine néonatale et celle de type III, une unité de soins intensifs ou d'un service de réanimation pédiatrique).

L'accouchement

Les accouchements de jumeaux se déroulent généralement par voies basses. La durée est sensiblement la même que lorsqu'il n'y a qu'un seul enfant. En revanche, les risques de complications sont plus nombreux. La surveillance est accrue, les fœtus sont placés sous monitoring. En règle générale, le premier jumeau naît (parfois aidé des forceps) 20 minutes avant le deuxième. En cas de problème, l'accouchement se fait par césarienne. À partir de trois enfants il est plus rare, mais pas impossible, que tous les enfants naissent par voie basse. Ne perdez pas de vue que les manœuvres entreprises ne le sont que pour votre bien et celui de vos enfants.

De retour à la maison

Si vous avez pu être aidée à la maternité, de retour chez vous il va falloir instaurer une organisation rigoureuse : pour la toilette, le repos, les sorties et surtout les repas. Si vous choisissez d'allaiter, sachez que vous pouvez nourrir vos enfants un par un ou en même temps (si vous n'en avez que deux, évidemment). L'allaitement simultané requiert de trouver la position adéquate, ce qui peut être long, mais vous saurez apprécier le gain de temps une fois que vous aurez mis cette routine en place. Si vous voulez faire de cet allaitement un moment privilégié avec chacun des jumeaux, vous aurez sûrement recours aux biberons que vous remplirez avec du lait en poudre ou votre propre lait. Cette répartition vous permettra de souffler un peu et de faire partager à votre compagnon ce moment de tendresse. N'hésitez surtout pas à déléguer tout ce qui peut l'être.

Devenir parent est source de bonheur mais aussi d'appréhension, et parfois même de panique, et il n'y a rien de plus compréhensible. Évidemment quand il faut tout envisager en double ou en triple, il est normal que le stress soit lui aussi multiplié. Prenez le temps qu'il vous faut pour vous faire à cette idée et essayez d'aborder calmement la situation avec votre compagnon.

POUR VOUS AIDER

- **Rencontrez** des parents de jumeaux.
- **Adhérez** à une association.
- **Faites-vous aider.**
- **Envisagez** calmement la situation.
- Faites les **salles de ventes** pour vous équiper.
- **Empruntez** le matériel de vos proches.
- Mettez en place **une organisation.**
- **Achetez en gros.**
- **Ne culpabilisez pas** si vous vous sentez dépassée.
- **Parlez-en** avec votre compagnon.

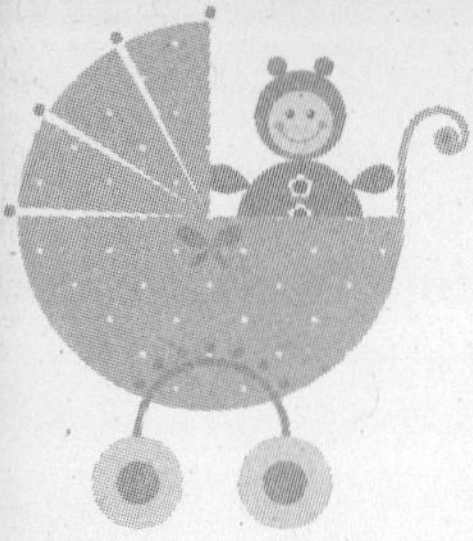

Grossesse et sexualité

C'est de l'amour entre deux êtres que naît le désir d'enfant. Pourtant, il n'est pas simple de savoir comment réagir aux fluctuations du désir au cours de la grossesse. Peut-on continuer à faire l'amour, à garder une sexualité épanouie ?

En temps normal, la libido fluctue en fonction de notre état d'esprit et notre forme. Pendant la grossesse, nombre d'éléments supplémentaires viennent bouleverser notre vie sexuelle : au premier chef, les changements hormonaux. Certaines ne ressentiront jamais autant de désir et de plaisir, quand d'autres auront une libido proche de zéro. Si la grossesse se déroule normalement, on peut faire l'amour sans aucun danger jusqu'à l'accouchement.

Dans la plupart des cas, plusieurs phases se succèdent. Au cours du premier trimestre : les nausées, la fatigue et les angoisses atteignent de plein fouet la sexualité du couple. Certes, les seins sont plus gros et deviennent un nouvel atout érotique, mais la plupart du temps ils sont douloureux au contact. Au deuxième trimestre, certains couples connais-

> **On peut faire l'amour sans danger aucun jusqu'à l'accouchement.**

sent un épanouissement hors du commun : en effet, vous êtes moins fatiguée, votre poids s'est stabilisé et vos hormones s'affolent. Au dernier trimestre, soyons réalistes, on note souvent une baisse de l'activité érotique : le ventre s'est beaucoup arrondi, il entrave les mouvements et rend les rapports sexuels plus difficiles.

Les idées reçues

Faire l'amour pendant la grossesse n'a aucune incidence sur le développement du bébé ou sa prématurité. Les contractions ressenties au moment de l'orgasme n'ont pas d'effet sur le col de l'utérus. Par ailleurs, le fœtus est à l'abri, protégé par l'utérus, lui-même fermé par le col et le bouchon muqueux. Il est vrai que si le col est déjà mûr, les prostaglandines présentes dans le sperme peuvent éventuellement déclencher des contractions. L'utilisation de préservatifs pendant les dernières semaines de la grossesse permet de l'éviter, mais certains couples cherchent au contraire à provoquer l'accouchement de cette façon. Si vous souhaitez joindre l'utile à l'agréable, c'est le moment d'apprendre à muscler votre périnée : cela vous sera utile après l'accouchement et vous aidera à éprouver plus de plaisir au cours de vos rapports amoureux.

Les précautions

Votre médecin peut vous demander d'éviter la pénétration ou l'orgasme en cas de saignements, de fragilité du col de l'utérus, de fissure dans la poche des eaux, de contractions, si votre placenta est implanté trop bas, ou encore si vous avez déjà fait des fausses couches.

Bientôt parents, toujours amants

Vous connaissez déjà les bienfaits d'une sexualité épanouie ; ils restent d'actualité pendant la grossesse, moment de bouleversements physiques et psychologiques majeurs où il est bon de garder une vie de couple active. Il en va de votre équilibre : si les rapports ne sont plus possibles, veillez à maintenir le dialogue et une grande complicité physique. Souciez-vous de votre apparence : vous allez devenir mère, mais cela ne vous empêche pas de rester coquette ! La grossesse est une période où les angoisses se multiplient. Les rôles changent, vous êtes focalisée sur l'enfant à naître, le futur papa passe au second plan. Pourtant, si vous gardez des activités d'adultes, qui n'appartiennent qu'à vous, vous favoriserez l'équilibre du couple, y compris après.

Le futur père

Chaque futur père réagit différemment à l'annonce de la grossesse : il peut sacraliser la future maman et ressentir moins de désir, ou au contraire se sentir si valorisé que sa libido monte en flèche. Dans tous les cas, n'oubliez pas que c'est vous qui donnez le la, en fonction de votre propre désir. Se préparer à devenir parents n'est pas une mince affaire, mais dites-vous qu'en relevant ce défi, vous serez plus proches que jamais et votre sexualité finira par en bénéficier.

Maintenir le désir

- **Réclamez des massages au futur papa** : érotisme et relaxation garantis.
- **Mettez en valeur** votre nouveau tour de poitrine.
- **Prenez soin de votre apparence,** en dépit des transformations physiques.
- **Pendant l'amour,** privilégiez des positions confortables et indolores.
- **Engagez le dialogue** avec le futur papa.
- N'oubliez pas que **le plaisir est possible sans pénétration.**
- **Déculpabilisez si vous n'avez pas envie.**
- **Visez la qualité** plutôt que la fréquence et l'intensité des rapports.
- **Ne mésestimez pas l'importance de la tendresse** et de la proximité physique.
- **Ne vous forcez pas,** acceptez la fatigue et les baisses de désir.

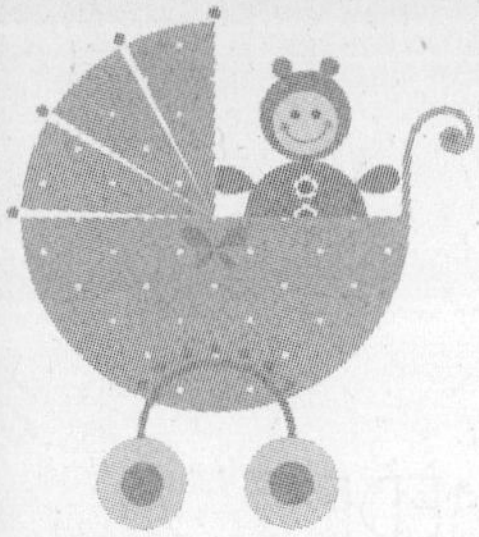

Le sport, votre allié

La pratique d'une activité sportive est vivement recommandée pendant la grossesse. Mais attention : pas n'importe laquelle et avec modération. Quel que soit votre choix, il vous faudra demander son accord à votre médecin.

Nombreux sont les bénéfices que vous tirerez de la pratique d'un sport pendant votre grossesse. Vous observerez d'abord un regain d'énergie et de bien-être. Votre sommeil se fera plus serein, vous gagnerez en tonicité, en endurance, en équilibre. Le sport est également un bon remède aux petits maux : vous risquerez moins de souffrir de douleurs dans le dos, de constipation, d'œdèmes, de ballonnements... L'accouchement lui-même vous semblera plus facile : les sportives ressentent généralement moins de douleur au moment du travail. Pour finir, et c'est important pour certaines, vous retrouverez plus aisément votre poids initial après l'accouchement. Le sport est cependant contre-indiqué dans les cas suivants : si vous avez fait trois fausses couches ou plus, si vous avez connu un accouchement

Le sport est un excellent remède aux petits maux de la femme enceinte.

prématuré, si vous souffrez de béance du col, si vous observez pertes ou saignements au cours des deuxième et troisième trimestres, en cas de grossesse multiple, d'hypertension artérielle ou de placenta trop bas. Dans tous les cas, demandez l'avis d'un médecin avant de vous lancer dans une quelconque activité sportive. Optez pour un sport qui ne cause ni choc ni vibrations, où l'on ne porte pas de coups et qui ne comporte pas de risques de chute. Sont à bannir : le jogging, les jeux de ballon, les sports de combat, l'équitation, l'aérobic et le roller. La natation est particulièrement conseillée : les tensions sont soulagées dans l'eau. La nage sur le dos, par exemple, apaise les lombaires douloureuses. La marche est une alternative facile, gratuite et accessible à toutes. Toutes les gymnastiques douces, comme le yoga, le stretching et le Pilates, sont adaptées aux femmes enceintes. Vos ligaments sont plus souples que jamais, profitez-en.

À quel rythme pratiquer ?

Le plus important est d'observer un rythme régulier, quotidien si possible, sans forcer, dans le cadre d'un programme adapté à votre profil sportif. Inutile de vous astreindre à un rythme forcené alors que vous n'avez jamais fait de sport jusqu'alors ! Il s'agit surtout de bouger, d'activer la circulation sanguine et la respiration pour garder la forme. Vous devez toujours vous arrêter avant de vous sentir fatiguée. Pendant ces neuf mois, on ne vise pas l'exploit, mais simplement le bien-être.

Sport et accouchement sans douleur

Les gymnastiques douces peuvent vous être d'un grand secours le jour de l'accouchement. Toutes les techniques de respiration contrôlée et de relaxation vous serviront à vous détendre et à mieux récupérer le jour J. Ainsi, le yoga peut se révéler précieux pour apprendre à harmoniser le corps et l'esprit à un moment de grands bouleversements physiologiques, tandis que la gym aquatique vous détend et vous muscle en douceur.

Muscler le périnée

Le périnée est un ensemble de muscles et de ligaments compris entre le vagin et le rectum. Ces ligaments maintiennent en place la vessie et l'utérus et soutiennent le contenu abdominal. Très sollicité pendant la grossesse et au moment de l'accouchement, il est fondamental de le tonifier grâce à des exercices très simples de contractions : 10 contractions quotidiennes permettent bien souvent d'échapper à l'épisiotomie, aux risques d'incontinence urinaire et de descente d'organes. Il vous suffit de simuler l'arrêt du jet d'urine pour prendre conscience de ce muscle et le travailler. Cet exercice profitera aussi à votre vie sexuelle. C'est un fait : la grossesse ne vous empêche pas de pratiquer une activité physique. Au contraire, si vous veillez à votre tonus musculaire, vous souffrirez moins pendant l'accouchement et vous en remettrez plus aisément.

QUELQUES CONSEILS

- **Échauffez-vous** avant de débuter une séance.
- **Terminez chaque séance en douceur** par des étirements.
- **Augmentez progressivement la difficulté** des exercices, sans forcer.
- **Essayez de vous tenir à un programme,** planifiez vos séances et leur durée.
- **Compensez les calories brûlées** et réhydratez-vous.
- **Ne vous lancez pas l'estomac vide.**
- **Choisissez des vêtements confortables** en matière naturelle.
- **Privilégiez un sport qui vous plaît** et, si vous pouvez, poursuivez la pratique que vous aviez avant la grossesse. **Pratiquez des séances courtes** et de faible intensité.
- **Soyez à l'écoute de votre corps** : pas de sport si vous êtes fatiguée ou malade.

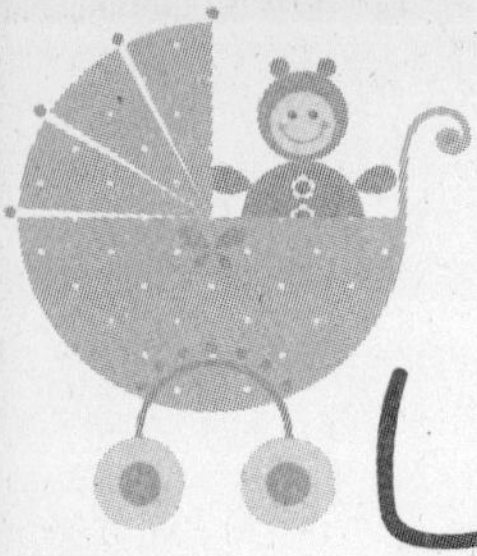

Les démarches administratives

La grossesse est aussi synonyme de paperasse et de démarches administratives. Bien les gérer est la garantie d'un suivi serein et optimal.

Les futurs parents se demandent souvent à qui ils doivent faire part de la naissance en premier. La réponse est assez simple : l'assurance maladie. À l'issue du premier examen prénatal obligatoire, le gynécologue remet à la future maman une déclaration de grossesse : concrètement, un imprimé composé de quatre volets. C'est ce document qu'elle doit impérativement renvoyer à sa caisse d'assurance maladie dans les 14 premières semaines de grossesse. Il va conditionner toute la prise en charge de la grossesse. Pour bénéficier de l'assurance maternité, la future maman doit être assurée, épouse ou à la charge de l'assuré. Cette assurance couvre l'ensemble des coûts médicaux, pharmaceutiques, d'analyses et d'examens de laboratoire, d'appareils et d'hospitalisation pen-

VOUS POUVEZ DEPUIS PEU PROFITER DES SERVICES EN LIGNE DE L'ASSURANCE MALADIE.

dant une période qui débute quatre mois avant la date présumée de l'accouchement et qui prend fin douze jours après. En dehors de cette période, d'autres examens ou soins peuvent être pris en charge, notamment les séances de rééducation abdominale et périnéo-sphynctérienne, les soins spécifiques donnés à la mère ou l'hospitalisation du nourrisson. Elle offre également au futur père un examen général et un dépistage HIV à la fin du quatrième mois.

Vous pouvez aussi profiter des services en ligne de l'assurance maladie : cela vous permet de ne plus recevoir de relevés par courrier postal et de les avoir à disposition bien rangés sous forme de fichiers dans votre ordinateur, consulter les paiements et remboursements en temps réel. Pendant votre grossesse vous avez également accès à des conseils personnalisés avec des rappels des examens importants et des points informatifs. Vous pouvez également obtenir d'un clic une attestation de droits, différents formulaires ou encore une attestation de paiements d'indemnités journalières. Les démarches usuelles en sont grandement facilitées.

La CAF

La déclaration de grossesse devra aussi être envoyée à la Caisse d'allocations familiales (CAF). Celle-ci peut, à travers la PAJE et dans la limite des plafonds de revenus déterminés, verser une prime de naissance au septième mois de grossesse. Elle offre également une allocation de base depuis la naissance du bébé jusqu'à la veille de ses 3 ans. Pour pouvoir y prétendre, il faut déclarer sa grossesse dans les 14 premières semaines et subir tous les examens mensuels prénataux.

N'oubliez pas de déclarer votre grossesse à votre employeur. Même si rien ne vous y oblige, cela vous permettra de bénéficier des avantages liés à votre situation et de planifier sereinement votre absence.

La reconnaissance anticipée

Cette démarche est recommandée aux couples non mariés (plus de la moitié des naissances en France ont lieu hors mariage) qui veulent assurer la filiation de leur enfant. En effet, si l'un des deux parents venait à mourir avant la reconnaissance, la filiation serait inexistante.

C'est à cette occasion que l'on choisit le nom que l'on va donner à son enfant : celui de la mère, du père ou des deux. Cette reconnaissance s'effectue à la mairie où il faudra présenter les papiers d'identité du ou des parents ou du parent reconnaissant l'enfant et une attestation de grossesse.

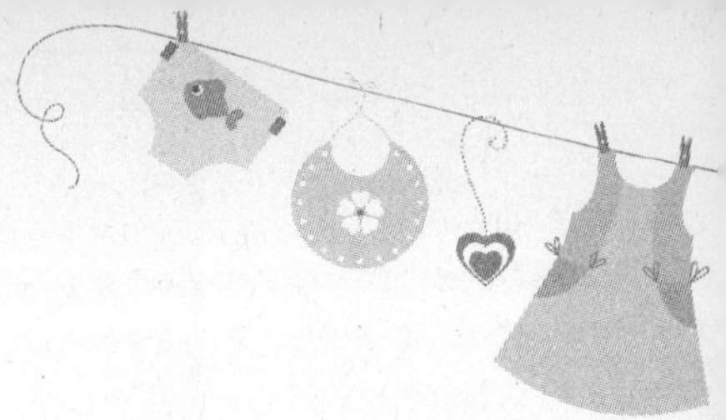

Les modes de garde

Si les parents travaillent tous les deux, il faut rapidement penser à un mode de garde. Pour avoir une chance d'avoir une place en crèche, il sera nécessaire de vous y prendre au moins trois mois avant la naissance. Les demandes de pré-inscriptions se font en général à la mairie. Vous pourrez aussi avoir recours à une garde d'enfant à domicile ou à une assistante maternelle agréée, pour lesquelles la CAF offre également des aides financières.

Vade-mecum

- **Mettez à jour** votre carte Vitale.
- **Notez bien** vos différents rendez-vous.
- **Respectez les délais.**
- **Organisez vos papiers** dans un classeur avec des onglets.
- **Ne laissez rien** en attente.
- Faites des **photocopies des papiers importants** ou scannez-les.
- **Envoyez régulièrement** vos feuilles de remboursement.
- **Anticipez !** Commencez à harceler la mairie pour pré-inscrire votre futur enfant à la crèche.
- **Si vous déménagez** n'oubliez pas d'actualiser votre situation administrative.

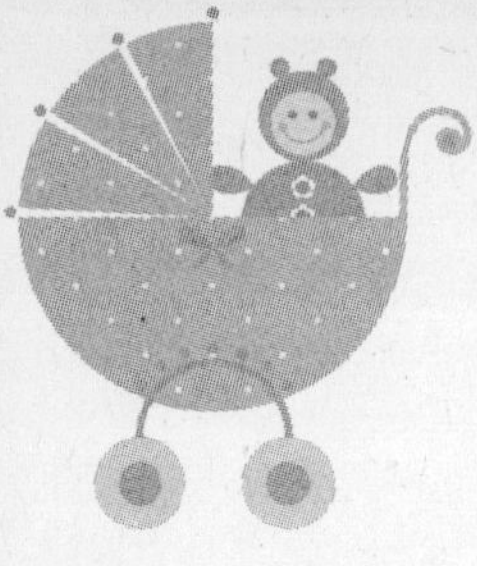

Code du travail

Le Code du travail et les conventions collectives prévoient nombre de mesures pour soulager et protéger la femme enceinte. Ainsi, vous pouvez exercer votre activité professionnelle tout en vous consacrant à la naissance de votre enfant.

Dès que vous avez déclaré votre grossesse à votre employeur (de vivre voix ou par courrier), vous profitez de la protection légale prévue par la loi. Présentez votre certificat médical attestant votre état et mentionnant la date présumée de l'accouchement.

Le congé maternité est ouvert à toutes les salariées sans condition d'ancienneté, dans toutes les entreprises. Il se décompose en un congé prénatal et un congé postnatal. Sa durée varie selon le nombre d'enfants attendus et le nombre d'enfants à charge.

Si, en fin de grossesse, vous ou votre bébé rencontrez des ennuis de santé, un congé pathologique peut vous être prescrit. Votre congé prénatal peut ainsi être allongé de 2 semaines et le congé postnatal de 4 semaines au maximum.

LE CONGÉ MATERNITÉ EST OUVERT À TOUTES LES SALARIÉES SANS CONDITION D'ANCIENNETÉ.

RALLONGER SON CONGÉ POSTNATAL

Si vous êtes en forme, vous pouvez au contraire réduire votre congé prénatal de trois semaines, en augmentant d'autant votre congé postnatal.

Enfin, si votre enfant est né prématuré et que son état de santé exige une hospitalisation, votre congé de maternité est prolongé du nombre de jours courant depuis la date réelle de l'accouchement jusqu'au début du congé de maternité auquel vous auriez dû prétendre.

Pour bénéficier de votre congé, vous devez déclarer votre grossesse à votre Caisse primaire d'assurance maladie et à votre Caisse d'allocations familiales avant la fin du troisième mois de grossesse, en leur adressant le formulaire délivré par votre médecin.

Pour obtenir des indemnités journalières, la salariée doit s'arrêter de travailler au moins 8 semaines au total, être inscrite en tant qu'assurée sociale depuis au moins dix mois à la date présumée de l'accouchement, et doit avoir cotisé sur un salaire égal à 1015 fois la valeur du SMIC horaire pendant les six mois précédant la date du début du repos prénatal ou du début de grossesse, soit réunir 200 heures de salariat ou assimilé dans les trois mois ou 90 jours précédant l'une ou l'autre date.

Pendant cette période de congé, la salariée bénéficie d'une garantie de rémunération composée d'une allocation journalière versée par la CPAM et d'un complément de ressources à la charge de son employeur, pour maintenir son salaire.

Congé paternité

Ce congé est ouvert à tous les pères en activité professionnelle et aux demandeurs d'emploi bénéficiaires de l'allocation d'assurance chômage, quand ils conservent leurs droits aux prestations du régime d'assurance maladie. Il doit être pris dans un délai de quatre mois suivant la naissance. Ce congé dure onze jours qui ne peuvent être fractionnés. S'il est pris juste après la naissance, il peut être cumulé avec le congé de naissance de trois jours. Si l'enfant est hospitalisé, ce congé court à partir de son retour au foyer.

NOMBRE D'ENFANTS DÉJÀ À CHARGE	NOMBRE DE NAISSANCES	DURÉE DU CONGÉ DE MATERNITÉ		
		CONGÉ PRÉNATAL	CONGÉ POST-NATAL	CONGÉ TOTAL
Aucun enfant ou 1 enfant	1 enfant Jumeaux Triplés ou plus	6 semaines 12 semaines 24 semaines	10 semaines 22 semaines 22 semaines	16 semaines 34 semaines 46 semaines
2 enfants ou plus	1 enfant Jumeaux Triplés ou plus	8 semaines 12 semaines 24 semaines	18 semaines 22 semaines 22 semaines	26 semaines 34 semaines 46 semaines

Il est indispensable de connaître vos droits pour mener de front votre vie de maman et de femme active, ce qui est tout à fait possible. Renseignez-vous bien.

Connaître vos droits

- **Le congé indemnisé** est prolongé en cas de naissance prématurée.
- **Pendant la grossesse**, on ne peut pas vous licencier. Lisez attentivement la convention collective.
- **Lors d'un entretien d'embauche**, un employeur n'a pas à vous interroger sur une éventuelle grossesse.
- **Le médecin du travail** est tenu au secret professionnel.
- **Certains postes « à risques »** justifient une réaffectation.
- **Si vos collègues sont augmentés pendant votre congé**, renseignez-vous sur vos droits.
- **Vous pouvez vous absenter** pour les examens médicaux obligatoires sans perte de salaire.
- **Pauses et aménagements d'horaires** sont possibles. **Renseignez-vous** auprès des représentants du personnel.

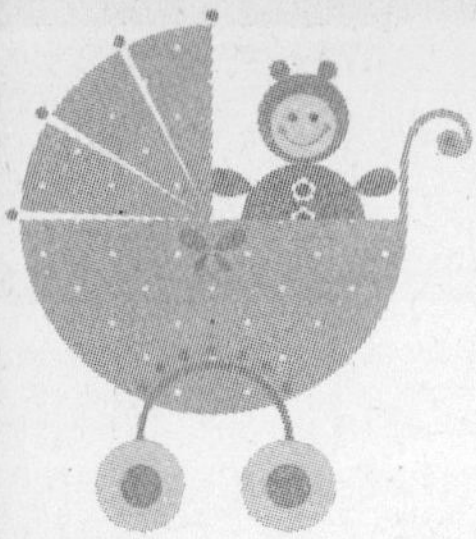

Neuf mois pour devenir père

Devenir parent : un fait qui englobe deux réalités bien différentes. Si pour la femme le processus physique entraîne naturellement cette révolution, pour le futur père, c'est bien plus abstrait.

Même si vous avez souhaité cette grossesse à deux, le fait est que c'est vous qui allez porter cet enfant. Votre conjoint ne pourra être que le témoin de ce qui vous arrive et il est possible que cette grossesse reste abstraite pour lui. La véritable prise de conscience n'a en général vraiment lieu qu'à la première échographie où il a enfin une image concrète du bouleversement en cours. Il peut à ce moment-là commencer à se projeter dans l'avenir et à envisager son nouveau rôle de père. Mais cette nouvelle posture est délicate, d'autant plus qu'il doit composer avec vous. En cette période, vous avez vous aussi besoin de soutien, vous subissez des bou-

> CHEVALIER SERVANT EST SOUVENT LE RÔLE QUE CHOISISSENT DE TENIR LES HOMMES PENDANT LA GROSSESSE.

leversements physiques importants et votre moral fait les montagnes russes. De ce fait, chevalier servant est souvent le seul rôle que choisissent de tenir les hommes pendant la grossesse, repoussant celui de père à l'après-accouchement. Certains couples s'en satisfont néanmoins pleinement.

COUVADE, PANIQUE, ETC.

Mais cette exclusion naturelle peut également être source de frustration pour celui qui a un fort désir de paternité. La volonté d'implication peut parfois arriver au point où le père se met à développer les symptômes de la grossesse : prise de poids, nausées, maux de dos… C'est le phénomène de la couvade. Les choses rentrent dans l'ordre, heureusement, à la naissance de l'enfant, lorsque le père peut enfin prendre la place qu'il attendait.

Enfin, devant la grossesse de leur femme, certains hommes paniquent et manifestent leur peur de grandir, de devenir père. Le corps de leur compagne leur fait prendre conscience du tournant nécessaire que va prendre leur relation. Pour ces hommes, devenir père va d'abord consister à accepter ce changement dans le couple.

La question de l'accouchement

La plupart des hommes déclarent aujourd'hui qu'il n'y a rien de plus naturel que d'assister à la naissance de son enfant. Mais la chose devient moins évidente une fois qu'ils sont en situation. Comme la femme doit se préparer à l'accouchement, la personne qui l'accompagne doit être prête et savoir à quoi s'attendre. C'est une des raisons pour lesquelles il est important que le conjoint participe aux séances. Une fois qu'il sera parfaitement informé, il pourra décider de sa participation ou non.

Assister ou participer à l'accouchement n'a en effet rien d'anodin. Au-delà de la peur courante du sang, le fait de voir sa compagne sous cet angle et en souffrance peut être réellement traumatisant et avoir des répercussions sur la vie de couple future. Bien choisir sa place et son rôle est primordial : un conjoint pourra se contenter de soutenir sa compagne en lui tenant la main et en l'encourageant ou carrément aider l'enfant à sortir et couper lui-même le cordon. D'autres encore préféreront rester dans le couloir. Devenir père ne passe pas forcément par un seul chemin et la grossesse peut être vécue différemment selon les hommes. Dans cette évolution nécessaire, la compréhension est indispensable pour que chacun trouve le rôle de parent dans lequel il pourra s'épanouir.

LE FUTUR PAPA S'IMPLIQUE

- **Invitez-le** à tous les examens et échographies.
- **Privilégiez une préparation à la naissance** qui implique une participation du père.
- Faites-lui part de **vos doutes et angoisses**.
- **Décidez à deux** du déroulement de l'accouchement.
- Impliquez-le dans **le choix de l'alimentation** future de votre enfant (allaitement ou biberon).
- **Choisissez un prénom.**
- **Chargez-le** de veiller au respect de vos contraintes alimentaires.

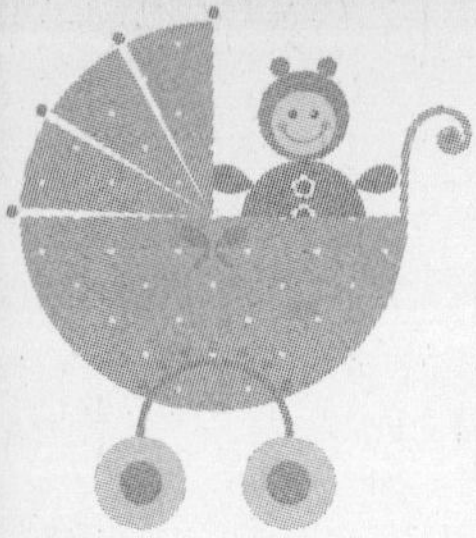

Votre projet de naissance

L'idée terrifiante d'un accouchement sous la lumière crue, les pieds dans les étriers gelés, entourée d'internes inconnus est coriace, mais ne reflète plus la réalité. Rédiger un projet de naissance vous aidera à préparer ce jour.

Le projet de naissance, ou plan de naissance, est l'adaptation française du *birth plan* pratiqué en Grande-Bretagne et aux États-Unis depuis le début des années 1990. Il s'agit d'un document qui précise comment vous souhaitez que se déroule votre accouchement. Concrètement : ce que vous voulez (musique, massages, accoucher dans l'eau, que l'on vous tienne la main…) et ce que vous ne voulez pas (touchés vaginaux trop fréquents, péridurale, monitoring continu, participation de stagiaires…) pour vous et votre bébé. Ce projet prend en compte l'accouchement en lui-même mais aussi l'accueil de votre bébé, ses premiers soins et le reste de votre séjour à la maternité. Votre mari souhaite-t-il

> NE PRENEZ PAS CE PROJET COMME UN RÉQUISITOIRE CONTRE LE CORPS MÉDICAL.

couper le cordon ombilical ? Voulez-vous tenir votre enfant contre vous avant de le confier aux infirmières ? Avez-vous l'intention de quitter les lieux sitôt l'accouchement terminé et tout risque écarté ? C'est l'occasion pour vous et votre conjoint de réfléchir à ce qui est vraiment important et d'en discuter avec l'équipe médicale qui, une fois que vous aurez « finalisé » ensemble le document, l'ajoutera à votre dossier, afin qu'il soit connu des personnes susceptibles de s'occuper de vous. Gardez en tête que ce document est adaptable et non contractuel, il va évoluer avec votre réflexion, et vous pourrez revenir dessus à tout moment. Ne vous inquiétez pas, personne ne vous obligera à supporter la douleur si au début de votre grossesse vous vous êtes montrée téméraire en refusant la péridurale !

EN PRATIQUE

Il vaut mieux vous y prendre le plus tôt possible. D'abord, parce que ce moment mérite d'être bien réfléchi et, à moins d'avoir déjà vécu un accouchement, vous ne savez sans doute pas à quoi vous attendre, ce que vous êtes en droit de refuser (les pratiques dites « invasives ») et les options qui s'offrent à vous. Beaucoup de femmes pensent qu'elles n'ont le choix qu'entre la péridurale et rien, mais il existe beaucoup de méthodes alternatives qui ont fait leurs preuves. Parlez-en à votre médecin, à vos amies, fréquentez les forums, visitez les maternités susceptibles de vous accueillir... Toutes les structures médicales ne sont pas équipées de la même façon et tous les praticiens ne maîtrisent pas toutes les techniques. Il vous faudra sans doute négocier certains points qui pourraient déranger les habitudes du service et, en cas de désaccord, envisager de changer de maternité. N'ayez pas peur de noter ce qui vous tient à cœur et profitez-en pour instaurer une relation de confiance avec l'équipe médicale.

Ne prenez pas ce projet comme un réquisitoire contre le corps médical mais comme un dialogue où chacun pourra défendre son point de vue. Ces médecins vont avoir votre vie entre leurs mains, mieux vaut rester en bons termes avec eux ! Gardez à l'esprit que ce qui est en jeu, c'est votre santé et celle de votre bébé. Il vous faudra aussi envisager les complications : êtes-vous opposée à l'épisiotomie ? Si une césarienne s'avérait nécessaire, comment voudriez-vous que cela se passe ? Plus le projet aura été discuté, plus vous serez informée et en confiance le moment venu.

On ne peut pas tout planifier et il serait étrange que tout se passe exactement comme vous l'aurez prévu : gardez à tout hasard un exemplaire avec vous et n'hésitez pas à rappeler gentiment vos souhaits si ceux-ci venaient à être oubliés.

LES POINTS À ABORDER

- **Votre préparation et votre suivi :** admission (rasage du pubis, vêtements), fréquence et nature des examens (monitoring, touchers), médication (déclenchement, péridurale, homéopathie, acupuncture)…
- **Confort :** mobilier (orientation du lit, par exemple), position (couchée, accroupie, à quatre pattes), lumière, musique, droit de boire et de manger…
- **Présence et implication de tiers :** votre conjoint, l'équipe médicale y compris les stagiaires…
- **Délivrance et soins au bébé :** rencontre mère-enfant, participation du père, mise au sein, médication, bain…
- **Séjour à la clinique :** sortie anticipée, allaitement.

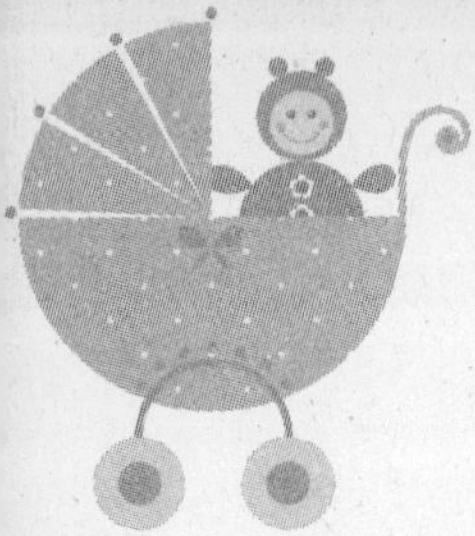

L'arrivée de bébé

Se préparer à l'accouchement est indispensable. Mais l'attente de ce grand jour fait parfois passer au second plan l'arrivée effective d'un nouveau membre dans la famille. Un bébé, c'est beaucoup d'amour mais aussi beaucoup de matériel !

Ce n'est pas quand vous rentrerez, probablement fatiguée, de la maternité, qu'il faudra songer à acheter des biberons. Avoir déjà tout préparé vous aidera à vous concentrer sur les choses essentielles. La première règle est de ne pas vous suréquiper. Après tout, un bébé a assez peu de besoins : souvenez-vous que, dans les premiers temps, il dort 20 heures par jour.

Pour la garde-robe : prévoyez des pyjamas à profusion et n'investissez pas dans des vêtements dits « de naissance », vous en recevrez beaucoup en cadeau et votre bébé ne les gardera pas longtemps. Dans les premiers temps, privilégiez l'aspect pratique plutôt que l'esthétique.

Dans les premiers temps, privilégiez l'aspect pratique plutôt que l'esthétique.

Le choix du lit est capital, votre bébé passant la majeure partie de son temps à dormir. Inutile de le faire dormir dans un vrai lit dès les premiers mois, il se sentira plus en sécurité dans un couffin ou un berceau que vous garnirez d'une turbulette. C'est le seul « meuble » dont vous aurez vraiment besoin pour l'instant. Votre bébé ne se formalisera probablement pas si vous rangez ses affaires avec les vôtres.

Si vous ne bénéficiez pas de beaucoup d'espace, inutile de vous encombrer d'une table à langer de compétition. Une simple serviette éponge peut transformer n'importe quelle surface plane en table à langer. Attention à votre dos cependant, si vous choisissez votre lit. Constituez un bon stock de couches et de lingettes. Prévoyez une poubelle spéciale pour les couches ; elle risque de se remplir rapidement. Côté hygiène, demandez à la sage-femme de vous faire une petite liste des produits et accessoires indispensables. Vous aurez aussi besoin d'une petite baignoire en plastique. Vous en trouverez au supermarché.

Si vous avez choisi d'allaiter, vous allez devoir investir dans des coussinets, des coques d'allaitement et des soutiens-gorge adaptés. Vous pourrez louer un tire-lait en pharmacie. Dans le cas où vous nourririez votre enfant au biberon, sachez qu'il peut en consommer huit par jour : prévoyez les biberons et le lait en conséquence. Il n'est aujourd'hui plus recommandé de chauffer le biberon ni de le stériliser, seul un goupillon pour le nettoyage vous sera nécessaire.

Il vous faudra aussi choisir un moyen de sortir avec votre enfant : pour les promenades, investissez dans un porte-bébé ou, plus ergonomique, une écharpe de portage. Pour les déplacements en voiture, vous pouvez utiliser un lit-nacelle que vous installerez parallèlement à la banquette, fixé par des sangles aux points d'ancrage des ceintures de sécurité. Vous devrez compléter cette installation par un filet anti-éjection.

Voilà le strict nécessaire. C'est à vous de l'enrichir en fonction de vos envies et de votre budget. Avant de vous lancer dans les achats, pensez à vous faire prêter du matériel par des parents ou des amis qui n'en ont plus l'usage. Les brocantes qui proposent du matériel de puériculture se sont aussi largement développées. Enfin, pourquoi ne pas organiser une baby-shower ? Cette fête qui nous vient d'outre-Atlantique rencontre un succès grandissant en France. Elle a lieu généralement entre le septième et le huitième mois à l'initiative de la maman ou de son entourage. Concrètement, c'est un goûter entre amies où la future maman est fêtée et inondée de cadeaux pour le bébé à venir. Aux États-Unis, cette fête est traditionnellement interdite aux hommes mais rien ne vous empêche d'en changer les règles ! Enfin, vous pouvez dresser une liste de naissance : famille et amis seront ravis de vous offrir un cadeau dont ils seront sûrs. Cela ne les empêchera pas, rassurez-vous, de couvrir votre enfant de peluches et de jouets divers.

POUR LA MATERNITÉ

- **Pour le bébé :** 4 pyjamas,
- **4 bodys,**
- **4 grenouillères,**
- **4 paires de chaussettes,**
- 1 rouleau de filet élastique **pour le nombril**,
- **1 bonnet.**
- **Pour vous :** 2 soutiens-gorge d'allaitement,
- **3 chemises de nuit confortables** qui s'ouvrent sur le devant,
- **des serviettes hygiéniques** et des culottes jetables,
- **de quoi vous distraire :** livres, magazines…

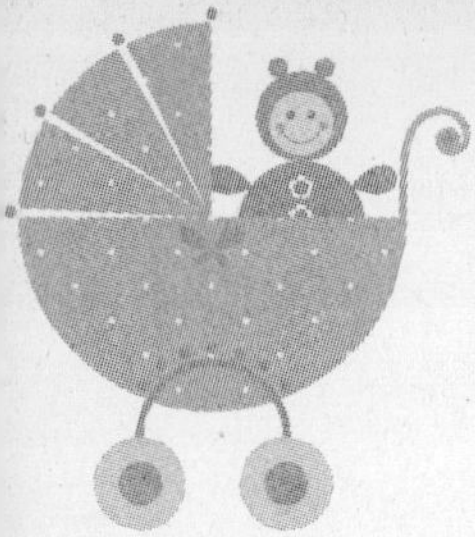

Accoucher avant terme

Vous savez sans doute déjà qu'il est fort peu probable que vous accouchiez le jour de la date prévue. Ce à quoi on est moins préparé, c'est à ce que bébé arrive beaucoup plus tôt.

On parle d'accouchement prématuré quand le travail commence entre la vingt-deuxième et la trente-septième semaine d'aménorrhée. Ce travail peut être causé par différents facteurs. Des facteurs mécaniques comme le mauvais positionnement du placenta, un utérus trop distendu (par une grossesse multiple notamment) ou une béance du col de l'utérus, une maladie de la mère, chronique comme le diabète ou l'herpès, ou une maladie qu'elle a contractée pendant sa grossesse comme la toxoplasmose ou la listériose. L'épuisement ou un accident peuvent être également responsables.

Le travail peut se déclencher naturellement. Les signes sont les mêmes que ceux de l'accouchement à terme, des contractions de

> L'EXTRÊME FRAGILITÉ DE LA PEAU DU BÉBÉ NÉCESSITE DES SOINS SPÉCIFIQUES.

plus en plus fréquentes et intenses, des pertes importantes teintées de sang. Il faut dans ces cas se rendre à la maternité. Un traitement approprié et administré à temps peut stopper les contractions et la grossesse peut alors aller à son terme. Mais l'accouchement peut néanmoins avoir lieu si la santé du bébé est en jeu, notamment si les eaux ont été perdues. Le travail prématuré peut également faire l'objet d'une décision médicale pour le bien de la mère et de l'enfant.

Le bébé

Le prématuré n'a évidemment pas la santé du nourrisson né à terme. Il est plus maigre, plus petit, ses organes n'ont pas fini leur formation. Il est tout rouge et encore entièrement recouvert d'un fin duvet protecteur appelé lanugo. Sa peau est extrêmement fine. Cette extrême fragilité nécessite des soins spécifiques, l'enfant est donc placé dans un service néonatal, le temps d'acquérir les forces nécessaires dont il aura besoin pour une vie normale. Il restera dans une couveuse aseptisée où la température et l'hygrométrie seront constamment surveillées. Tant qu'il n'aura pas la force de téter et que son système digestif ne sera pas assez développé, il sera nourri en quantités infimes à l'aide d'une sonde. Quand il atteint le poids de 2 kg, le bébé est en général sorti de couveuse mais encore entouré de soins particuliers le temps d'atteindre un poids acceptable.

Le séjour en néonatalité est traumatisant, tant pour les parents inquiets que pour le nouveau-né qui se retrouve seul. Il est donc impératif malgré ces conditions de créer un lien affectif. Les parents peuvent dans la mesure de leurs compétences participer aux soins du bébé, lui parler, manifester leur présence et leur affection. Quand son système digestif est suffisamment mature, le bébé est nourri au lait maternel. Celui de sa maman si c'est possible (sur place et par des biberons remplis au tire-lait) ou celui du lactarium.

Quand le bébé est hors de danger (généralement entre 2 et 2,5 kg) il est rendu à ses parents. Néanmoins, ceux-ci devront l'entourer de soins particuliers, les enfants prématurés étant plus sensibles aux infections. Au quotidien, il faudra prendre quelques précautions supplémentaires : bien aérer la chambre, limiter les peluches et les laver régulièrement, s'abstenir de fumer dans la maison, préférer les matières non allergisantes pour la literie et le linge de lit.

Il est important de respecter le régime alimentaire prescrit à la maternité. Peut-être la mère devra-t-elle compléter son lait maternel par un lait spécifique et un complément vitaminique. Les parents qui devront reprendre le travail assez tôt préféreront un mode de garde exclusif pour les premiers mois, la crèche étant un terrain de contamination importante. Les progrès de la science ont fait reculer la mortalité des nouveau-nés prématurés. Les maternités et les professionnels détiennent aujourd'hui les connaissances et les compétences indispensables pour vous aider et vous soutenir dans cette expérience.

VOTRE ENFANT EST PRÉMATURÉ

- **Soyez le plus présent possible** pendant son hospitalisation.
- **Privilégiez les contacts physiques** tels que les massages ou le peau-à-peau.
- **Au retour à la maison,** respectez son régime alimentaire.
- **Aérez votre maison.**
- **Ne mettez rien d'inutile** dans son lit.
- Vous trouverez sur Internet des marques de **vêtements adaptés** à la taille de votre enfant.
- **Respectez les visites médicales.**
- **N'hésitez pas à consulter** à la moindre inquiétude.
- **Fréquentez** une association.
- Vous avez le **droit à un allongement du congé maternité** (renseignez-vous auprès de votre CAF).

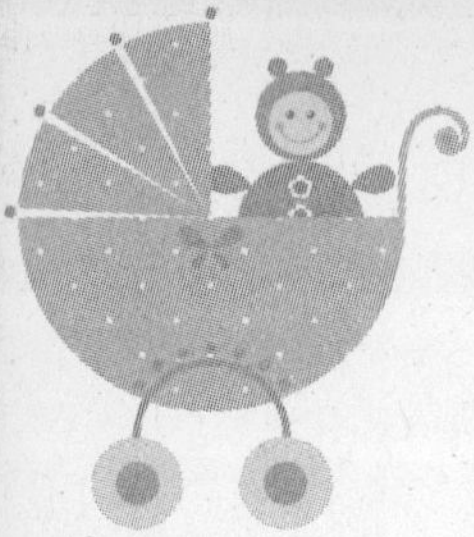

Se préparer à accoucher

Donner la vie ne s'improvise pas. Pour vous aider, il existe aujourd'hui un large choix de préparations : à vous de choisir en fonction de vos goûts et de vos préoccupations.

Pourquoi se préparer à l'accouchement ? Après tout, la grossesse n'est pas une maladie et nos grands-mères n'ont jamais bénéficié de ce type de services. Sans parler des animaux… Sauf que vous n'êtes pas votre grand-mère, qui n'a sûrement pas eu le choix, et que vous n'avez probablement pas l'intention d'accoucher dans une étable… Vous avez sans doute à cœur que votre accouchement se passe le mieux possible. La plupart des femmes qui ont fait l'impasse sur ces cours se retrouvent désarçonnées et paniquent le moment venu, ce qui ne facilite pas l'expulsion et peut parfois être dangereux pour la mère et l'enfant. L'idée de toute préparation, c'est de ne pas subir la grossesse, mais de vous rendre pleinement actrice de l'événement en vous apprenant à gérer la douleur et la poussée.

> L'HAPTONOMIE PERMET DE CONSTRUIRE UN LIEN AFFECTIF DÈS LA VIE INTRA-UTÉRINE.

L'assurance maladie prend en charge à 100 % huit séances de préparation à l'accouchement à condition qu'elles soient conventionnées, encadrées par un professionnel de la santé et que chaque cours ait une durée d'au moins 45 minutes. Quelles que soient les techniques employées, cette préparation comprend toujours une phase théorique pendant laquelle on explique aux futurs parents les aspects physiologiques de la grossesse, les détails du développement du fœtus et les mécanismes qui rentrent en jeu lors de l'accouchement à proprement parler.

LES PRÉPARATIONS LES PLUS POPULAIRES

Si vous avez choisi d'accoucher dans une maternité, celle-ci propose très probablement une préparation dite « classique ». Il s'agit la plupart du temps de cours collectifs à la carte. L'avantage pour celles qui choisissent cette solution, c'est d'apprendre à connaître l'équipe médicale et les habitudes « maison ». Cela permet aussi de rencontrer d'autres futurs parents avec qui échanger conseils et trucs. On reproche souvent à cette méthode son côté vétuste (les cours n'ont souvent pas évolué depuis les années 1970) et à la chaîne. En outre, comme elle prépare à l'accouchement standard, tel qui est pratiqué par défaut, elle tend à présenter comme indispensables des pratiques médicales de plus en plus controversées.

L'haptonomie permet une implication optimale des futurs parents... et de l'enfant à naître. En effet, elle consiste à établir une communication et construire un lien affectif dès la vie intra-utérine. Par des gestes tendres et des pressions ciblées, les parents communiquent avec l'enfant qu'ils pourront véritablement guider au moment de la naissance.

La préparation aquatique à la naissance rencontre un succès croissant depuis sa mise en place. Cette pratique permet un entraînement physique et ludique tout en légèreté et soulage en outre efficacement des maux de fin de grossesse. Elle prépare aussi bien à un accouchement aquatique qu'à un accouchement plus traditionnel.

Le yoga prénatal, qui vise à une harmonie entre le corps et l'esprit, permet une préparation tant physique que mentale à la naissance. Les séances combinent postures, relaxation et travail sur la respiration et la circulation de l'énergie. Pour en ressentir tous les bénéfices, il est conseillé de commencer dès le premier trimestre. Seul inconvénient, cette pratique centrée sur la mère ne facilite pas l'implication du futur père. Il existe beaucoup d'autres préparations qui rencontrent également du succès : la sophrologie, la méthode Bonapace, l'hypnose prénatale, l'acupuncture ou encore l'eutonie. N'hésitez pas à rencontrer les différents praticiens avant de faire votre choix, ils vous proposeront peut-être d'assister à une séance pour vous faire une idée.

CHOISIR VOTRE PRÉPARATION

- **Toutes les préparations** ne sont pas remboursées et certaines peuvent se révéler onéreuses.
- **Certaines préparations** débutent particulièrement tôt dans la grossesse.
- **Attention** à la distance géographique qui vous sépare du cours.
- **Ne commencez pas trop tard.**
- **Choisissez un praticien** en qui vous avez pleinement confiance.
- **Certaines disciplines** ne peuvent pas être suivies en parallèle, leurs principes étant trop opposés (l'haptonomie et la sophrologie par exemple).
- **Vous pouvez combiner** plusieurs types de préparations. **Certaines disciplines** n'offrent pas une préparation complète (comme le chant prénatal).
- **Des contre-indications** existent.
- **Pensez à l'implication de votre conjoint.**

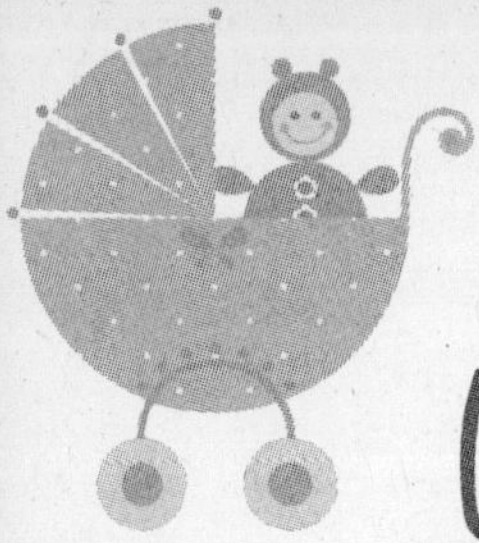

L'accouchement « traditionnel »

Comme la majorité des femmes, vous avez certainement choisi d'accoucher à la maternité. Zoom sur un scénario bien rôdé mais de plus en plus controversé.

Si, comme dans la plupart des cas, votre grossesse s'est passée sans problème majeur et qu'aucune complication n'est à prévoir, on peut déjà presque à la minute près vous raconter ce qui vous attend. Quand les contractions ne laisseront plus de doute sur l'imminence de votre accouchement, vous vous rendrez à la maternité où il faudra déjà procéder à l'admission. Vous devrez avant toute chose vous soumettre au rituel de la paperasse, mais rassurez-vous, ce n'est pas long. Vous serez ensuite prise en charge par l'équipe médicale qui procédera à divers examens : on

> BIEN DES EXAMENS ET DES ACTES MÉDICAUX NE SONT PRATIQUÉS QU'EN PRÉVENTION.

vous prendra la tension et la température et l'on procédera à des analyses d'urine.

Puis, on vous préparera à proprement parler : attendez-vous à ce que l'on vous rase le pubis et que l'on vous administre un lavement. Après qu'on aura constaté votre niveau de dilatation, vous serez installée dans une chambre où une sage-femme viendra régulièrement s'assurer de sa progression. Quand la dilatation arrivera à 3 cm, attention cela peut prendre jusqu'à 4 heures, on vous posera une perfusion en vue d'une éventuelle médication. Si l'équipe médicale le juge nécessaire, on pourra vous administrer de l'ocytocine de synthèse destinée à accélérer le travail. C'est également à ce moment-là que l'on vous placera sous monitoring pour surveiller le rythme cardiaque de l'enfant. Les contractions vont aller s'intensifiant jusqu'à la fin de la dilatation. Vous pourrez alors mettre en pratique les techniques que vous aurez apprises pendant votre préparation.

L'anesthésie péridurale, si vous la jugez nécessaire, vous sera administrée à 5 cm de dilatation. À la fin de la dilatation (10 cm environ), vous serez conduite en salle d'accouchement où l'on vous installera en position gynécologique pour l'expulsion. Là, il vous faudra bien suivre les directives du personnel médical qui vous indiquera à quel moment pousser, cela pour éviter toute déchirure si la dilatation n'était pas complète. L'expulsion dure de 10 à 30 minutes, le temps pour votre bébé de s'engager dans le canal pelvogénital, de changer de position pour traverser le bassin et enfin de présenter sa tête que la sage-femme dégagera doucement avant de sortir tout son corps. Mais ce n'est pas fini ! Vous aurez quelques minutes pour vous reposer avant que les contractions ne reprennent pour la délivrance, c'est-à-dire l'expulsion du placenta. Vous restez ensuite quelque temps en observation puis vous pourrez enfin rejoindre votre chambre avec votre enfant.

Des pratiques remises en cause

Comme vous l'aurez sans doute noté, l'accouchement traditionnel est extrêmement médicalisé. C'est le reproche principal adressé à cette pratique standardisée. En effet, bien des examens et des actes médicaux décrits ci-dessus ne sont pas nécessaires (dans le cas d'un accouchement qui ne présente a priori pas de risque) et ne sont pratiqués qu'en prévention d'une éventuelle complication. De fait, ils sont souvent vécus comme des entraves par la future maman qui a l'impression d'être traitée comme une malade qui subit son accouchement. Mais les pratiques évoluent et sachez qu'il est de mieux en mieux admis de personnaliser la naissance de votre enfant et de négocier (à l'avance) la réalisation, l'intensité et la fréquence de ces différents actes médicaux, dans le cas bien sûr où votre santé et celle de l'enfant ne sont pas en péril.

À NÉGOCIER

- **Le rasage** du pubis.
- **L'injection** d'ocytocine.
- La position **gynécologique**.
- **La pose** de la perfusion.
- **Les touchers vaginaux**.
- **Le monitoring** continu.
- **L'interdiction** de boire et de manger.
- **L'épisiotomie.**
- **L'extraction** par des instruments.
- **La révision utérine** (vérification manuelle de la totale expulsion du placenta).

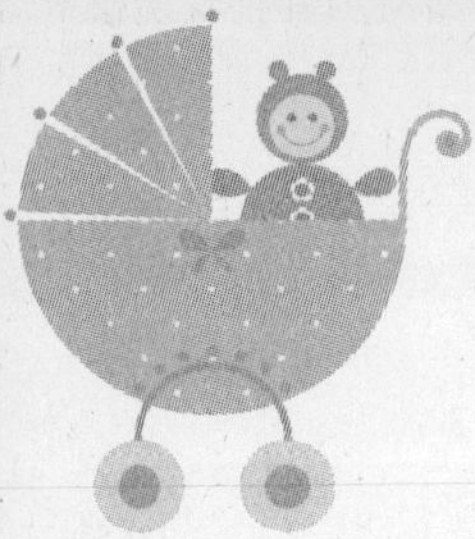

Accoucher autrement

Après une ère du « tout-médical », on assiste depuis quelques années à un renouveau du naturel dans la façon de mettre au monde les enfants. Accouchements à domicile ou accompagnement par une doula, pratiques fréquentes dans les pays du Nord, tendent à gagner du terrain en France.

À l'origine de ce mouvement, un ras-le-bol des femmes et le désir de se réapproprier leur accouchement. Les mamans qui choisissent de se détourner de la maternité avouent une frustration quant à leur(s) accouchement(s) passé(s) : structure trop médicalisée, soins impersonnels, impression d'être traitée comme une malade… Qu'elles choisissent l'accompagnement global à la naissance, le suivi par une doula ou même aucun suivi, ces femmes ont toutes à cœur de vivre une grossesse et un accouchement naturels, c'est-à-dire sans intervention médicale jugée excessive. Les bénéfices d'une telle pratique sont multiples : le travail pendant lequel la femme garde sa

Accoucher chez soi ne s'improvise pas.

liberté de mouvement et où aucun examen intrusif ne vient perturber le processus est plus court ; la douleur est mieux gérée puisque acceptée ; le bébé est en meilleure santé à la naissance ; la relation parents/enfant est favorisée, ce qui réduit les risques de déprime du post-partum ; l'allaitement est plus facile à mettre en place.

L'accompagnement global à la naissance

Ce type de suivi permet aux futurs parents de n'avoir qu'une seule interlocutrice tout au long de la grossesse, lors de l'accouchement et pour les premières semaines du nourrisson. Il est assuré par une sage-femme libérale qui, comme le gynécologue, est habilitée à prescrire examens et échographies. Cet accompagnement est particulièrement apprécié des couples, qui entretiennent avec la sage-femme une relation personnelle basée sur la confiance. Ils planifient ensemble l'accouchement qui pourra avoir lieu en plateau technique ou à domicile. On appelle plateau technique l'ensemble des équipements et du personnel spécialisé d'une structure hospitalière. La femme qui choisit cette solution accouche donc à la maternité mais avec sa sage-femme, selon leur plan de naissance préétabli. En cas de problème, la sage-femme peut faire appel au personnel médical. Cette solution est souvent envisagée quand le domicile des futurs parents est trop éloigné d'une maternité.

L'accompagnement global prépare le plus souvent à une naissance au domicile des parents soucieux de faire de cet événement un moment intime. Conditions sine qua non à cette aventure : que la grossesse se déroule normalement et que le lieu où se déroule l'accouchement se situe à moins de trente minutes d'une structure hospitalière, solution de repli en cas d'urgence. Accoucher chez soi ne s'improvise pas : il faut avoir confiance en soi et en ses capacités à mettre au monde son enfant ; il faut surtout que les futurs parents soient sur la même longueur d'onde. Une préparation sérieuse du couple est donc indispensable. Il faut également bien garder à l'esprit qu'il s'agit d'un accouchement naturel et que donc le recours à la péridurale est exclu.

Se faire aider par une doula

Plébiscitées depuis quelques années, les doulas répondent aussi aux besoins de personnalisation de la grossesse et de ses suites. Forte de son expérience personnelle et professionnelle de la maternité, la doula se propose d'accompagner et de soutenir les futurs parents tout au long de l'expérience et même longtemps après (jusqu'à 3 ans). Attention, elle ne peut en aucune façon se substituer au corps médical ; d'ailleurs l'association Doulas de France refuse d'accompagner les couples *« qui n'ont pas mis en place un suivi médical par une sage-*

femme ou par un médecin. » Ces pratiques, malgré un engouement grandissant, ne sont pas encore accessibles à tous pour des raisons d'effectifs et d'isolement géographique la plupart du temps. Heureusement, les idées font leur chemin, même au sein des maternités. Ainsi, de plus en plus d'établissements veillent à faire évoluer leurs pratiques dans ce sens.

POUR EN SAVOIR PLUS

- **Collectif interassociatif autour de la naissance :** http://ciane.info
- **Association nationale des sages-femmes libérales :** http://ansl.org
- **Conseil national de l'ordre des sages-femmes :** http://ordre-sages-femmes.fr
- **Sur l'accouchement à domicile :** http://accoucherautrement.free.fr
- **Sur les maternités « amies de bébés » :** www.coordination-allaitement.org
- **Association Doulas de France :** http://doulas.info
- **Sur l'évolution des pratiques :** http://perinatalite.info
- **Sur l'accouchement aquatique :** www.accouchement-dans-leau.com

Gérer la douleur

Accoucher, c'est douloureux mais il y a longtemps que personne n'oblige plus les femmes à souffrir le martyre pour accueillir bébé. De nombreuses techniques efficaces sont à leur disposition.

La péridurale

La péridurale est la plus connue, pour ne pas dire la seule connue, des anesthésies de l'accouchement. Elle permet d'insensibiliser la partie inférieure du corps tout en laissant la mère consciente. Elle est obligatoirement administrée par un anesthésiste par le biais d'un cathéter qu'il installe entre la quatrième et la troisième vertèbre lombaire en bas du dos. Les effets peuvent diverger selon les patientes. Dans l'idéal, la future mère est libérée de la douleur et peut donc participer à son accouchement. Cependant, il arrive que la réaction soit plus importante que prévue et, qu'insensibilisée, elle ait des difficultés lors de la poussée. Il peut arriver aussi que la péridurale

> LES EFFETS DE LA PÉRIDURALE PEUVENT DIFFÉRER SELON LES PATIENTES.

« ne fonctionne pas ». Dès lors, si la parturiente ne s'est pas préparée, la situation peut rapidement devenir difficile. Pour cela et parce qu'il existe aussi de multiples raisons pour lesquelles l'anesthésie n'est pas possible, il est important d'envisager d'autres moyens de gérer la douleur.

La rachianesthésie est comparable à la péridurale : elle endort aussi le bas du corps mais elle est plus souvent utilisée pour des césariennes, car elle agit très rapidement, mais son efficacité est moins longue, environ deux heures.

La PCA (Patient Controlled Analgesia) est une pompe à analgésique que la patiente peut actionner elle-même pour gérer sa douleur. Sous surveillance évidemment. Certaines maternités proposent du gaz hilarant pour aider les femmes à se détendre.

LES MÉTHODES NON MÉDICAMENTEUSES

Elles n'ont pas pour but de supprimer la douleur, mais de la comprendre pour pouvoir la maîtriser et éventuellement l'atténuer. L'acupuncture peut être envisagée comme préparation à la naissance à part entière. Le jour de l'accouchement, les aiguilles sont en général placées aux poignets et aux pieds par un spécialiste. Les effets constatés sont une diminution sensible de la douleur, une accélération du travail et de l'expulsion. Le recours à cette méthode ne se décide évidemment pas au dernier moment.

La sophrologie peut vous accompagner pendant votre grossesse et le jour de l'accouchement pour vous aider à gérer la douleur. Les séances de préparation vous permettront de vous relaxer, de soulager divers maux et d'apprendre à visualiser l'accouchement. Le moment venu, elle permet d'atténuer et de maîtriser la douleur, pour rendre la femme pleinement actrice de l'événement. Elle ne subit pas les contractions, mais les accompagne.

La méthode Bonapace se propose d'augmenter les compétences et les habiletés du couple à vivre la période périnatale et plus précisément de réduire les interventions médicales par une gestion efficace de la douleur et de réduire le stress vécu par le couple en favorisant la participation du père. Il s'agit de comprendre la douleur, son rôle et son fonctionnement, et les moyens qu'a le corps d'en moduler lui-même sa perception. Les techniques sont inspirées de travaux scientifiques sur la gestion de la douleur.

Les postures du yoga prénatal sont spécialement adaptées au corps de la femme enceinte. Le travail est concentré sur le bassin, le périnée, les hanches et le placement de la colonne vertébrale. Accompagné d'exercices de respiration, il permet de se détendre, de se concentrer et de ne pas se sentir en difficulté. L'accouchement aquatique, enfin, est connu pour réduire les douleurs des contractions et les risques de déchirure du périnée. Dans beaucoup de maternités, seul le travail est envisageable en piscine mais c'est la phase la plus douloureuse.

Il existe de nombreuses autres méthodes pour vous aider à gérer les douleurs de l'enfantement. À vous de trouver la vôtre !

LE JOUR J

- **Ne paniquez pas.**
- **N'ayez pas peur** de dire que vous avez mal.
- **Criez** si cela vous soulage.
- **Mettez en pratique vos cours de préparation.**
- **Ne pensez pas à la douleur** mais aux progrès que vous faites.
- **N'hésitez pas à demander de l'aide.**
- **Ne vous obligez pas** à supporter des massages si cela ne vous convient pas.
- **Essayez de trouver la position** dans laquelle vous souffrez le moins.
- **Demandez du soutien** à votre compagnon.
- **Dites-vous que c'est pour une bonne raison.**

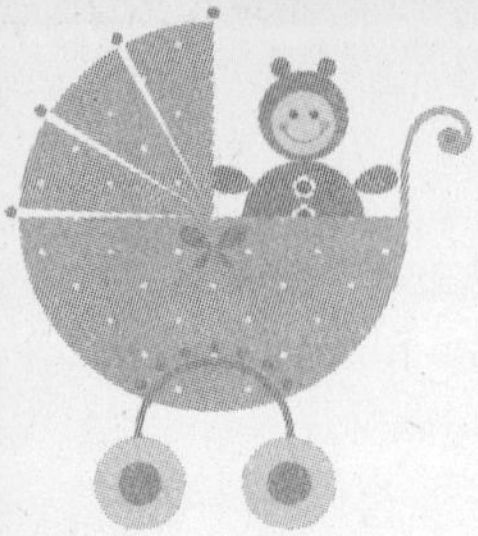

Accoucher concrètement

Qu'on accouche chez soi ou à la maternité, les mécanismes physiologiques mis en œuvre sont immuables.

Vers la fin du septième mois, votre enfant va prendre sa place dans l'utérus en prévision de l'accouchement qui s'annonce. Dans la majorité des cas, il se place la tête en bas avec le dos à droite et la tête orientée à gauche. On appelle cela la présentation du sommet. Dans de plus rares cas, il s'orientera de telle façon qu'un accouchement par les voies naturelles sera plus difficile. On pourra alors envisager un accouchement « normal » ou une césarienne.

À partir de ce moment, vous allez le sentir peser dans le bas du ventre. Vous sentirez aussi probablement des tiraillements et des douleurs diffuses au niveau du bassin. Les ligaments des articulations du bassin commencent à s'écarter. De fait, vos hanches vont un peu s'élargir.

L'ACCOUCHEMENT DURE EN MOYENNE 8 HEURES.

LE JOUR J

La fréquence et l'intensité des contractions vous feront comprendre que c'est le bon moment. Elles sont provoquées par l'ocytocine, une nouvelle hormone sécrétée par l'hypophyse, et les prostaglandines de l'utérus. Les différentes fibres musculaires qui composent l'utérus ont des rôles différents pendant les contractions : l'effacement du col de l'utérus et la descente de l'enfant.

L'EFFACEMENT ET LA DILATATION DU COL

Si c'est votre premier accouchement, l'effacement et la dilatation seront successifs, sinon ils seront à peu près simultanés.

Les contractions tirent le col de l'utérus vers le haut de sorte qu'il se raccourcit jusqu'à se confondre avec le reste de l'utérus. La dilatation, c'est-à-dire l'ouverture du col de l'utérus jusqu'à 10 cm de diamètre, prend jusqu'à 8 heures. La dernière partie du travail, de 8 à 10 cm est plus rapide (entre un quart d'heure et une heure), mais aussi beaucoup plus douloureuse. Les bouffées de chaleurs succèdent aux frissons, la femme est souvent nauséeuse et vomit parfois.

Il arrive qu'elle somnole entre deux contractions, toute son énergie étant mobilisée pour cette dernière étape. Une fois la dilatation complète, l'utérus et le vagin sont en continuité.

La poussée de l'enfant et l'expulsion

Là encore, les contractions tiennent un grand rôle, elles vont pousser l'enfant le long de sa progression à travers le bassin. Pendant cette traversée, le bébé va devoir effectuer quelques mouvements (notamment changer deux fois l'orientation de sa tête pour s'adapter à la forme du bassin). Les muscles du périnée et de la vulve constituent le dernier obstacle, c'est là que la mère va pousser. Le passage est facilité par la malléabilité des os de la tête et la souplesse des articulations du bassin.

La tête est la plus difficile à passer. Une fois que c'est fait, le reste du corps vient sans aucune difficulté.

L'aspect du nourrisson qui vient de naître est assez caractéristique : sa tête, qui a dû traverser le bassin, est de forme allongée. S'il est né juste à terme ou avant, son corps est recouvert d'une substance blanchâtre protectrice, le vernix coseosa. Ses parties génitales et ses glandes mammaires sont gonflées, que ce soit une fille ou un garçon. Il arrive que les épaules, le dos, le front et les tempes soient recouverts d'un fin duvet, le lanugo. Il est d'autant plus abondant si l'enfant est prématuré. Ses yeux sont gonflés. Ces caractéristiques physiques s'estompent puis disparaissent au bout de quelques jours.

La délivrance

Quelques minutes après l'expulsion (de 5 à 30 minutes), les contractions, plus longues et moins douloureuses, reprennent pour décoller et évacuer le placenta.

Pour un premier enfant, l'accouchement dure en moyenne 8 heures, sinon 5 heures.

Le travail commence

- **Si ce n'est pas votre premier accouchement,** vous avez constaté l'engagement de votre enfant il y a peu.
- **Vous avez peut-être eu la diarrhée** il y a quelques heures.
- **Les contractions deviennent plus intenses.**
- **Elles deviennent plus fréquentes.**
- **Elles sont plus douloureuses.**
- **Les douleurs sont comparables** à des douleurs de règles.
- **Vous avez des pertes vaginales teintées de sang.**
- **L'utérus se durcit** à chaque contraction.
- **Vous perdez les eaux** (ce n'est pas systématique).
- **Vous perdrez le bouchon muqueux** (il a pu être perdu avant).

Complications, une éventualité

Si la plupart des accouchements se déroulent sans aucun problème, il existe cependant des complications qui peuvent entraîner des soins spécifiques.

Des difficultés lors de l'expulsion peuvent nécessiter l'utilisation d'instruments. Cela peut arriver notamment quand le bébé est particulièrement gros, qu'il est trop faible ou que la mère n'est pas en mesure de pousser assez efficacement, soit qu'elle est trop fatiguée, soit que l'anesthésie est trop puissante. Divers instruments peuvent alors être utilisés pour aider le bébé à sortir.

Les forceps ressemblent à deux grandes cuillères articulées au milieu comme une pince. Ces cuillères, préalablement lubrifiées sont glissées l'une après l'autre de chaque côté de la tête du bébé. Au moment où la contraction arrive, on tire délicatement dessus pour extirper le bébé. Plus petites, les spatules ont le même fonctionnement.

L'OMS préconise de ne pas dépasser les 20 % d'épisiotomies.

L'obstétricien peut également avoir recours à une ventouse : elle se pose sur la tête du bébé et permet d'éviter une régression dans la progression. De même que les forceps, il suffira de tirer délicatement sur l'instrument pendant la contraction.

Les interventions chirurgicales

L'épisiotomie est pratiquée lors de l'expulsion. Cette intervention consiste en une incision de la paroi vaginale et des muscles superficiels du périnée. Elle est réalisée pour éviter une déchirure. Cette intervention peu populaire présente des inconvénients notables : sa cicatrisation est difficile et douloureuse et les saignements qu'elle engendre sont très abondants. De fait, si cette pratique était quasi systématique jusqu'aux années 1990, une recommandation de l'Organisation mondiale de la santé préconise de ne pas dépasser les 20 % d'épisiotomies. En France, le chiffre est encore supérieur mais en régression.

L'anesthésie n'est généralement pas nécessaire pendant l'intervention mais est pratiquée pour la suture.

Pour minimiser les risques de déchirure et d'épisiotomie, on conseille de masser régulièrement le périnée les derniers mois pour l'assouplir et le préparer à l'accouchement. Inversement, un périnée trop tonique peut faire obstacle à la progression du bébé.
Si un accouchement par voies basses se révèle impossible ou trop risqué pour la mère et/ou l'enfant, on programme une césarienne. Cela arrive notamment quand les techniques précédentes ont échoué ou que la maman présente une pathologie telle que l'herpès génital, le diabète, la toxémie gravidique, des problèmes cardiaques ou des reins. Le principe est simple : ouvrir le ventre de la future maman et sortir le bébé. On incise l'utérus, juste au-dessus du pubis, de manière horizontale sur environ 9 cm. Ainsi la cicatrice sera presque invisible. L'anesthésie générale est de plus en plus rare, on lui préférera une anesthésie loco-régionale, qui insensibilise la partie inférieure du corps sous le nombril, telle que la péridurale ou la rachianesthésie. Ces deux dernières techniques permettent à la mère d'assister quand même à la naissance de son enfant. La mère se remet en général aussi rapidement de la césarienne que d'un accouchement par voies basses, même si elle reste un peu plus longtemps hospitalisée. La césarienne n'est pas une fatalité, les femmes peuvent envisager un accouchement normal pour une grossesse ultérieure.
L'obstétrique moderne a à sa disposition de nombreuses techniques pour parer à toute complication. Même si ces techniques sont souvent remises en question, notamment à cause d'un recours

systématique, elles continuent à prouver tous les jours leur efficacité et sont aujourd'hui utilisées avec les plus grandes précautions par de professionnels formés.

EN SAVOIR PLUS

- **Les interventions instrumentales ne sont pas douloureuses,** ni pour la mère ni pour l'enfant.
- **Elles peuvent laisser des marques** mais celles-ci disparaissent avec le temps.
- **La rachianesthésie permet une anesthésie limitée** à quelques heures.
- **Si vous éprouvez des réticences** quant à ces pratiques, vous pouvez en parler dans le plan de naissance.
- **N'hésitez pas à demander des précisions** à l'équipe médicale.
- **Ne vous focalisez pas sur ces pratiques,** vous risqueriez de passer à côté de l'essentiel.
- **Si vous devez être complètement endormie,** demandez à votre conjoint d'assister et de vous raconter.
- **Si vous avez subi une épisiotomie,** ne séchez pas la cicatrice au sèche-cheveux.

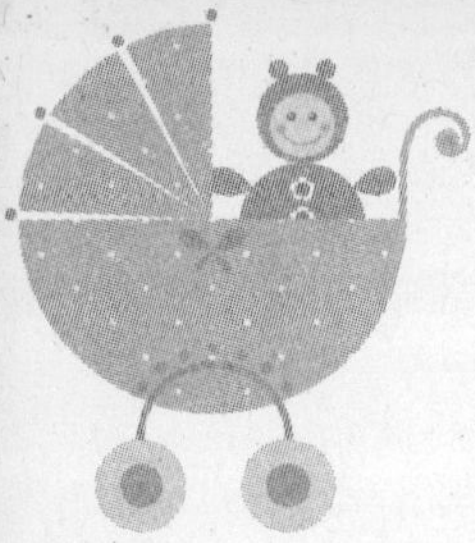

Comment récupérer ?

Votre vie de jeune maman va de pair avec une solide organisation : le nouveau-né réclame une attention constante. Votre corps se remet doucement des suites de l'accouchement, et vous observez encore de nombreux changements physiques.

Vous ressentez une grande fatigue dans les jours qui suivent l'accouchement, et c'est normal : il faut laisser à votre organisme le temps de récupérer. Vous pouvez observer des pertes de sang pendant les cinq premiers jours après l'accouchement, mais il ne s'agit pas encore de la reprise du cycle menstruel. Parfois, des douleurs et des brûlures au niveau du périnée se font sentir, surtout si vous avez subi une épisiotomie et si vous avez des points de suture. Elles disparaissent dans les premières semaines. En cas de césarienne, les douleurs autour de la cicatrice s'apaisent peu à peu.

La constipation que vous avez pu connaître pendant la grossesse s'atténue dès les premières semaines après l'accouchement.

La chute soudaine du taux d'hormones peut vous faire perdre plus de cheveux que d'habitude. Deux à trois mois plus tard, ils repous-

Pour traiter ces petits maux, un suivi médical est nécessaire.

seront normalement. Vous pouvez aussi ressentir des douleurs dans les seins, jusqu'à ce que l'allaitement se mette bien en place. Les pertes de lait spontanées peuvent aussi vous surprendre.

Lombalgies et douleurs dans les articulations ne sont pas rares. Enfin, quelques difficultés à uriner ou une légère incontinence peuvent se présenter. Pour traiter ces petits maux, un suivi médical est nécessaire : la première visite a lieu six à huit semaines après l'accouchement, plus tôt en cas de césarienne. C'est l'occasion de faire le point sur la grossesse, le déroulement de l'accouchement, et de prévoir une contraception pour la suite.

Votre poids

Au moment de l'accouchement, on peut perdre jusqu'à 5 kg, mais comme l'utérus reste distendu, votre apparence ne change pas immédiatement. Il faudra compter six semaines pour que votre ventre reprenne sa forme normale. Pendant un mois et demi, plutôt que de penser à votre ligne, soignez l'équilibre de votre alimentation, surtout si vous allaitez. Vous mincirez régulièrement et naturellement pendant les six mois qui suivent l'accouchement. Si vous avez pris plus de 15 kg, cela pourra être plus long.

Retrouver la forme

Tonifier le périnée doit être une préoccupation majeure dès le jour qui suit l'accouchement : le plancher pelvien a été mis à rude épreuve pendant la grossesse et l'accouchement, et pour éviter la descente d'organes, il faut le tonifier. Vous pouvez compléter votre rééducation par des exercices de contraction comme pendant la grossesse. Quand vous vous sentirez suffisamment en forme, vous pourrez tonifier les abdominaux seule ou avec un kinésithérapeute.

Les rapports sexuels ne vont pas de soi après l'accouchement : l'envie et l'énergie n'y sont pas, et vous pouvez craindre d'avoir mal. Demandez son feu vert à votre médecin, et dialoguez avec votre partenaire.

Le baby blues

Les hauts et bas émotionnels vous envahissent : les taux d'œstrogènes et de progestérone chutent brusquement et influencent votre humeur. Sans compter la fatigue, l'adaptation à votre nouveau rôle, les mille et une tâches à assurer…

Le phénomène de baby blues s'explique aisément. On a parfois tendance à idéaliser l'accouchement et le nouveau-né : un sentiment de déception est possible, sentiment qui s'accompagne de culpabilité. C'est aussi la fin de votre grossesse, le bébé est désormais au centre de toutes les attentions. Si toutefois ces symptômes durent plus de trois semaines, vous vivez peut-être une dépression post-partum : dans ce cas, n'hésitez pas à vous faire aider. Vous venez de vivre un moment unique, au terme de neuf mois de transformations physiques et psychologiques : en toute logique il vous faudra aussi du temps pour récupérer votre forme et vos esprits.

APRÈS L'ACCOUCHEMENT

- **Le vagin reste gonflé et endolori** pendant deux ou trois jours avant de se rétracter. **Au bout d'un mois,** les tissus ont repris leur tonicité. **Les sensations lors des rapports sexuels** reviennent rapidement.
- Si vous avez subi une épisiotomie, **comptez environ un mois pour la cicatrisation complète.**
- **Dès la naissance,** de nouvelles contractions prennent le relais pour expulser le placenta. Elles perdurent quatre à six semaines, pour aider l'utérus à retrouver sa taille et sa place initiales.
- **Vos cycles se remettent doucement en place :** les premières menstruations après l'accouchement sont appelées « retour de couches ». **Plusieurs mois sont nécessaires** pour obtenir des cycles réguliers.
- **Si vous n'allaitez pas,** le retour de couches arrive six à huit semaines après l'accouchement. **Si vous allaitez,** le retour se fait plus tard : la prolactine, l'hormone stimulée par la tétée, retarde l'ovulation. **Prenez** une contraception dès le retour de la maternité : 10 % des femmes ovulent avant le retour de couches.

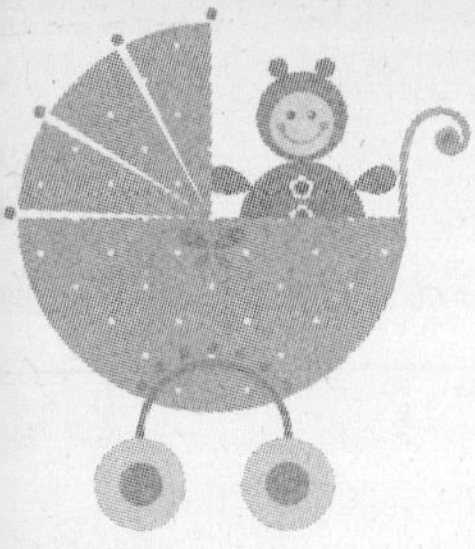

Coups de blues

La naissance d'un enfant est toujours synonyme de bonheur. Pourtant, le moral de la mère n'est pas toujours au beau fixe pendant ces neufs mois et les jours qui succèdent à l'accouchement.

Vous devriez nager dans le bonheur et vous voilà encore en larmes. Les sautes d'humeur au premier trimestre de la grossesse sont courantes et dues à de multiples facteurs. Il y a d'abord le facteur hormonal, et si vous êtes sensible au syndrome prémenstruel, il y a de fortes chances pour que cet afflux massif d'hormones ne vous laisse pas indifférente non plus. Vous risquez d'être hyper émotive et de vous énerver facilement. Ensuite, vous êtes sûrement habitée de questions et d'angoisses diverses. Une grossesse, même désirée, est toujours source de stress et de doutes. Peut-être votre compagnon ou votre famille n'ont pas eu la réaction que vous attendiez ? Vous supportez mal d'être sans cesse nauséeuse et vous peinez pour

> UNE GROSSESSE, MÊME DÉSIRÉE, EST TOUJOURS SOURCE DE STRESS ET DE DOUTES.

ne pas dormir 24 heures sur 24 ? Vous endurez les privations en silence pour ne pas éveiller les doutes de vos collègues et de vos amis ? C'est sûr, c'est beaucoup à supporter pour une seule personne. Pour ne pas accentuer le phénomène, il est conseillé de se reposer, d'éviter les excitants et les situations qui pourraient aggraver les choses. Et surtout de parler. Évitez de garder vos angoisses pour vous, vous entreriez dans un cercle vicieux.

Si votre humeur reste au plus bas et que cela s'accompagne de troubles alimentaires (boulimie ou au contraire dégoût de tout), désintérêt soudain pour des activités qui vous passionnaient auparavant, maux divers… vous souffrez peut-être d'une dépression. Il est impératif que vous vous fassiez aider. Consultez rapidement votre médecin qui vous orientera vers un psychologue ou un endocrinologue s'il pense que le problème est hormonal. On pourra éventuellement vous prescrire des antidépresseurs. Les femmes qui ont souffert d'une dépression au premier trimestre ont plus de risque de souffrir du fameux baby blues du post-partum.

Le baby blues

Ce gros coup de cafard touche plus de la moitié des femmes et survient en général trois jours après l'accouchement. Là encore, les hormones jouent très probablement un grand rôle chez les femmes qui sont sensibles à leurs variations. Ici, il s'agit de la chute de la progestérone et des œstrogènes dont les taux étaient assez hauts durant les neuf mois précédents. D'autres raisons entrent évidemment en compte. C'est la fin d'une aventure dont vous étiez l'héroïne. Maintenant, celui qu'on chouchoute et qu'on entoure de tous les soins, c'est votre bébé. Pourtant vous auriez bien besoin qu'on s'occupe de vous, vous êtes épuisée, vous vous sentez moche et dépassée. Cela n'a rien de facile de devoir s'occuper d'un tout-petit du jour au lendemain. On n'a pas forcément retenu tous les enseignements des sages-femmes et tant que l'on ne connaît pas encore bien son bébé, interpréter ses pleurs relève du challenge. Il faut ensuite revoir totalement son organisation en prenant en compte le nouveau venu. Identifier et répartir les tâches, ne pas se laisser dépasser et garder du temps pour soi. Gérer le passage de couple à celui de parents est aussi délicat et il est capital de le faire à deux ; cela implique une grande communication et beaucoup de compréhension.

Le baby blues est en général de courte durée, il dure rarement plus de deux jours. Pour retrouver le sourire rapidement, n'ayez pas peur de vous exprimer et de demander de l'aide. Changez-vous les idées ; si c'est vous éloigner des couches et des biberons dont vous avez besoin, faites garder votre enfant et offrez-vous une soirée en amoureux. Attention, si le malaise s'installe, il faudra consulter. La dépression du post-partum n'est pas un mythe et elle mérite d'être soignée sérieusement. Il est absolument normal quand on attend un enfant ou quand on vient d'accoucher d'avoir quelques moments de blues et de doutes. L'important est de ne pas les laisser s'installer.

POUR VOUS AIDER

- **Ne culpabilisez pas.**
- **Parlez de ce que vous ressentez** à votre compagnon.
- **N'hésitez pas à consulter.**
- **Renseignez-vous** auprès de votre sage-femme ou de votre doula.
- **Ne prenez jamais de médicaments,** même homéopathiques, sans avis médical.
- **Ne laissez pas la dépression s'installe**r sans rien faire.
- **Ne restez pas seule.**
- **Évitez les excitants** tels que le café et le thé.
- **Adoptez une activité sportive** compatible avec votre état de santé.
- **Reposez-vous**.

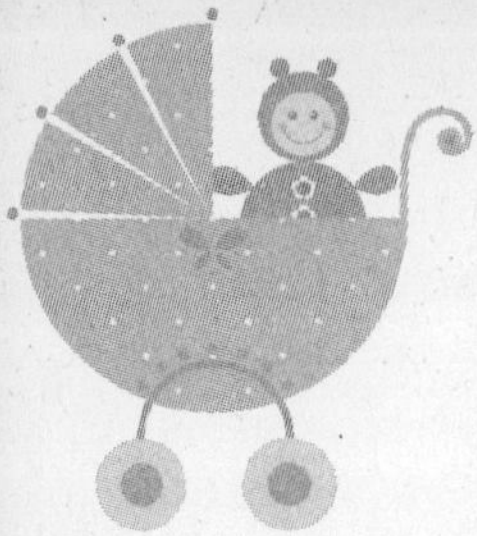

La question de l'allaitement

Comment nourrir son enfant ? La réponse ne va pas de soi. Si certaines sont sûres avant même d'être enceinte, d'autres en revanche ont besoin de réflexion. Allaitement ? Lait maternisé ? Le point sur la question.

L'Organisation mondiale de la santé préconise de nourrir son enfant exclusivement au lait maternel jusqu'à ses 6 mois et de continuer ensuite en diversifiant jusqu'à ses 2 ans. Évidemment, il n'y a de meilleure nourriture pour le nourrisson que le lait de sa maman. En effet, il est spécialement fabriqué pour lui, il apporte les vitamines et les nutriments nécessaires à son développement. De plus, le colostrum produit dans les premiers jours contient des protéines et des anticorps spécialement adaptés au bébé. La composition du lait maternel s'adapte aux besoins de l'enfant suivant son âge sur le long terme mais aussi au fil de la tétée pour laisser l'enfant rassasié. Parmi ses bienfaits pour l'enfant, il semblerait qu'il diminue également les risques de diabète, d'obésité et de cancer.

Le retour au travail est souvent l'occasion d'un sevrage partiel ou complet.

Pour la maman, outre un moment privilégié de tendresse et de complicité, c'est le moyen de récupérer plus vite de son accouchement, la tétée précoce entraînant des contractions utérines lui permettant de retrouver sa forme plus rapidement. La sécrétion d'endorphines entraînée peut également jouer dans la prévention du baby blues. Pour le côté pratique, le bilan est mitigé. Bien sûr, vous avez toujours de quoi nourrir votre enfant sur vous, tout prêt et gratuit. Encore faut-il que la situation s'y prête, tout le monde n'étant pas à l'aise avec l'idée d'allaiter en public, à commencer par la maman. Choisir d'allaiter, c'est également choisir d'assumer seule l'alimentation de son enfant, de jour comme de nuit, et de voir s'éterniser les restrictions de la grossesse (tabac, alcool). Pour le papa, cela peut-être une source de frustration tant au niveau de son rôle de père qu'au niveau de vos rapports amoureux. Si vous penchez vers l'allaitement maternel, assurez-vous que votre conjoint vous soutient dans cette décision.

Et le biberon ?

Sa qualité, bien qu'incomparable à celle du lait maternel, est sans cesse améliorée. Il en existe plusieurs sortes, adaptées à chaque âge de l'enfant, et même des bio. Même si nourrir un enfant au lait infantile requiert plus de matériel, il n'est pas si important qu'on peut parfois le croire : pas besoin d'eau minérale, de stérilisateur ni de chauffe-biberon (source Afssa). S'il est indéniable que le lait maternel est meilleur pour l'enfant, cela ne veut pas dire à l'inverse que nourrir son enfant avec du lait maternisé soit mauvais. Si vous choisissez cette solution (quel qu'en soit le motif), vous n'avez aucune raison de vous inquiéter.

En pratique

Peu de femmes tirent un trait définitif sur l'un ou l'autre des modes d'alimentation, même si l'on sait d'expérience qu'un enfant qui aura d'abord été nourri au biberon aura plus de difficulté avec le sein ensuite. Pour les femmes qui allaitent en sortant de la maternité, le retour au travail est souvent l'occasion d'un sevrage partiel ou complet. Elles choisissent de ne donner le sein que le matin et/ou le soir. Les plus motivées louent ou achètent un tire-lait qu'elles utilisent pendant leur journée de travail. Sachez, si vous optez pour cette solution, que votre employeur est tenu de vous accorder une heure par jour dédiée à cette activité. Mais il n'est pas toujours facile de s'isoler et de stocker les biberons. Renseignez-vous auprès d'associations ou d'hôpitaux « amis des bébés ». Quelle que soit la décision que vous prendrez, ne le vivez pas comme une contrainte. Le plus important pour votre enfant est que l'on s'occupe de lui, il n'a aucun a priori sur la façon dont vous allez le nourrir tant que vous le faites avec amour.

Les hôpitaux « amis des bébés »...

- Adoptent une **politique d'allaitement. Donnent aux personnels soignants** les compétences pour la mettre en œuvre.
- **Informent les femmes enceintes** des avantages de l'allaitement.
- **Mettent les nouveau-nés** en contact peau-à-peau avec leur mère à la naissance pendant au moins une heure, apprennent aux mères à reconnaître quand leur bébé est prêt à téter et les aider.
- **Indiquent comment allaiter** et entretiennent la lactation.
- **Ne donnent aux bébés aucun aliment** ni boisson autre.
- **Laissent l'enfant avec sa mère 24/24 h.**
- **Encouragent l'allaitement à la demande.**
- Ne donnent **aux enfants allaités aucune tétine.**
- **Encouragent les associations** de soutien à l'allaitement et leur adressent les mères.

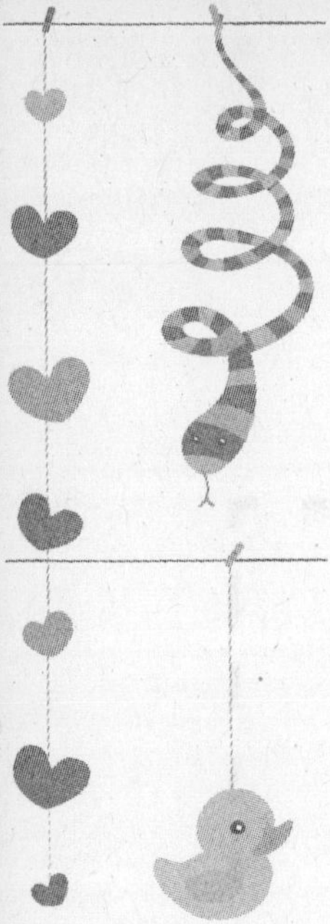

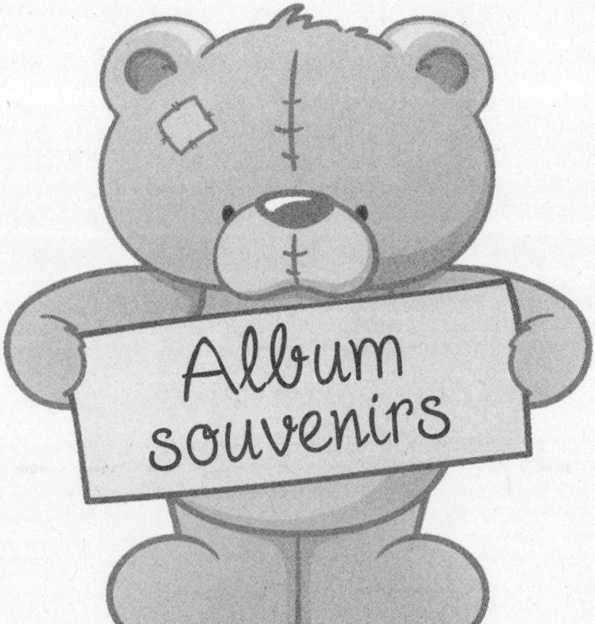
Album
souvenirs

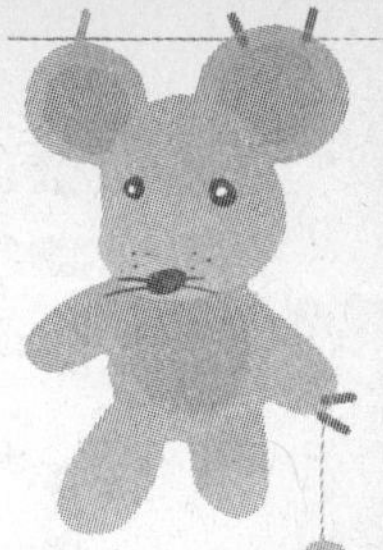

Mon bébé à .... mois

Mon bébé à .... mois

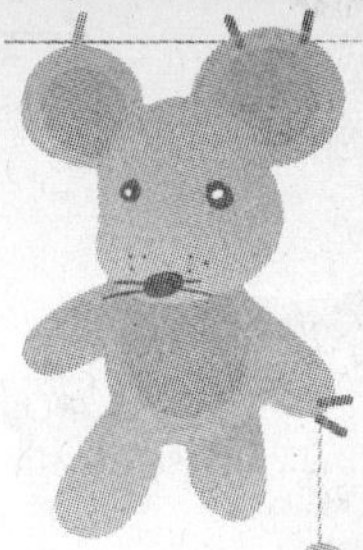

Mon bébé à .... mois

Mon bébé à .... mois

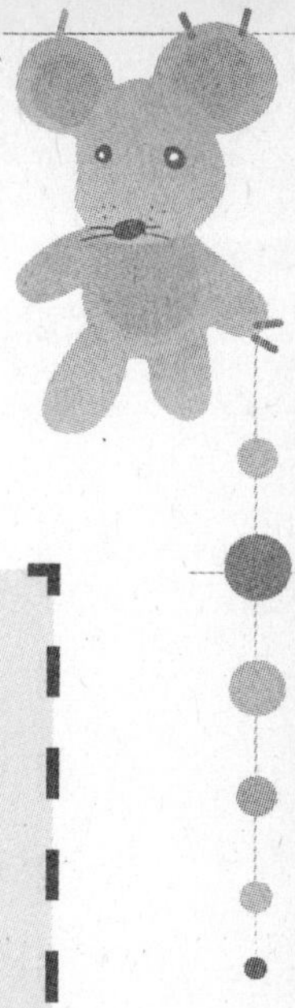

Mon bébé à .... mois

EDITIONS ESI

60, rue Vitruve, 75020 Paris

Imprimé en Espagne à Barcelone par PRINTER INDUSTRIA GRAFICA
© Éditions ESI - Dépôt légal : fevrier 2011 - Achevé d'imprimer : janvier 2011
ISBN : 978-2-35355-315-0- N° Sofédis : S434178

Tous droits réservés pour tous pays.
« Toute représentation ou reproduction, intégrale ou partielle, faite sans le consentement de l'auteur, ou de ses ayants droit, ou ayants cause, est illicite » (article L.122-4 du code de la propriété intellectuelle). Cette représentation ou reproduction, par quelque procédé que ce soit, constituerait une contrefaçon sanctionnée par l'article L.335-2 du code de la propriété intellectuelle. Le code de la propriété intellectuelle n'autorise, aux termes de l'article L.122-5, que les copies ou les reproductions strictement réservées à l'usage privé du copiste et non destinées à une utilisation collective, d'une part, et, d'autre part, que les analyses et les courtes citations dans un but d'exemple et d'illustration.